DR. MED. CHRISTINE SCHMIDT
Fit nach dem Fasten

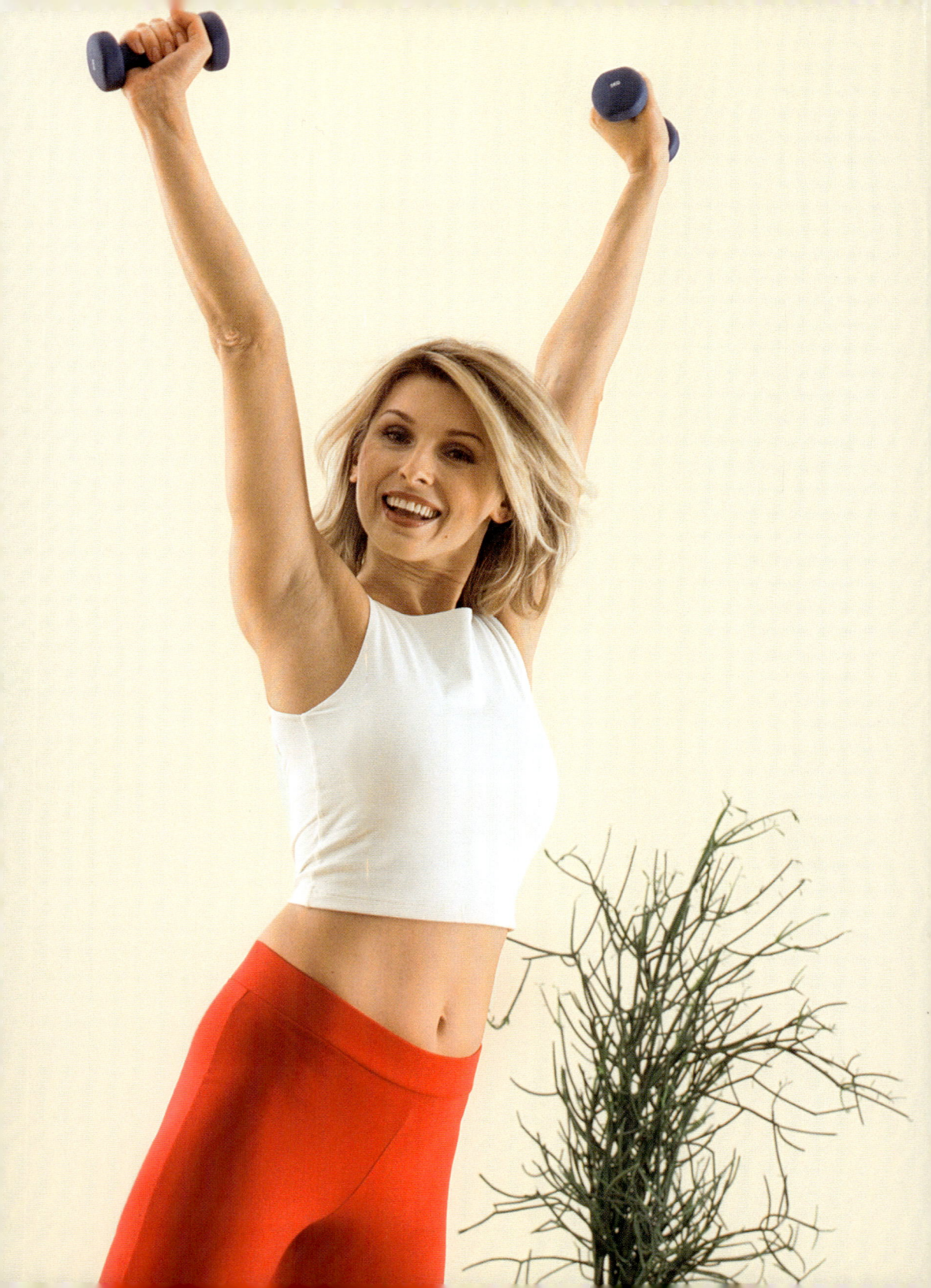

DR. MED. CHRISTINE SCHMIDT

Fit nach dem
FASTEN

Bewusst essen · Aktiv sein ·
Das neue Wohlbefinden behalten

Inhalt

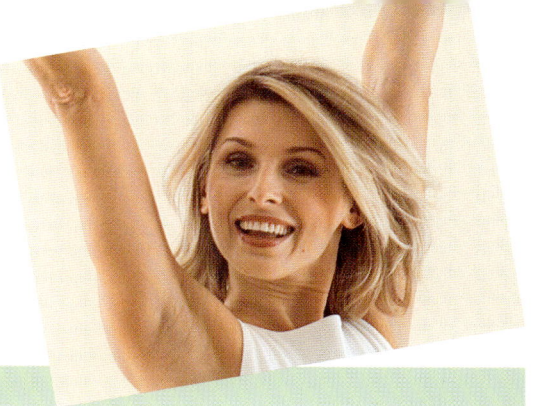

Vorwort

Hurra, Sie haben es geschafft! Drei Tage, eine Woche, vielleicht zehn oder gar 14 Fastentage liegen nun hinter Ihnen und Sie fühlen sich wie neugeboren. Ihr Körper ist entschlackt und gereinigt; die überschüssigen Pfunde sind gepurzelt, Stoffwechsel, Kreislauf- und Nervensystem arbeiten wieder mit frischer, neuer Energie und auch in Ihrem Kopf sind Müdigkeit, Erschöpfung und trübe Gedanken wie weggeblasen. Toll, wenn das jetzt so bliebe, wenn sich dieses Hochgefühl, diese Vitalität in Körper, Geist und Seele erhalten ließe!

Risiko: Rückfall in die alten Muster
Die Erfahrungen lehren leider aber etwas anderes. Denn in den meisten Fällen sind die euphorisch stimmenden Fastenerfolge nur von kurzer Dauer und schon nach einigen Wochen stellen sich die alten Probleme wieder ein: kleinere oder größere Ernährungssünden, zu wenig und zu unregelmäßige Bewegung, zu viele Genussmittel wie Alkohol oder Nikotin, Stress, Schlafmangel, Überarbeitung, Unausgeglichenheit. Ehe Sie sich versehen, befinden Sie sich wieder in den alten Mustern und das wunderbare Gefühl der Leichtigkeit und der neu gewonnenen Lebenskraft ist dahin. Wie schade! Was war dann die ganze Mühe wert?

Bleiben Sie auf Kurs!

So muss es aber nicht sein. Es liegt in Ihrer Hand, ob die Fastenzeit der Start für eine dauerhafte gesunde und ausgeglichene Lebensweise ist oder nur ein kleines »Vitalitäts-Intermezzo« in einem sonst eher unausgewogenen Lebens- und Ernährungsstil. Es ist gar nicht so schwer, die unliebsamen und lästigen Gewohnheiten konsequent aus dem Alltag zu verbannen, damit diese Sie nicht gleich wieder von Ihrem Gesundheitskurs abbringen. Die Veränderungen fangen im Kopf an – und zwar durch ein neues Bewusstsein. Dies funktioniert dann wie ein neues Betriebssystem auf dem Computer, in dem alte Programmfehler beseitigt wurden. Die Fastenzeit war sozusagen der »Reset«: Sie hat die Basis geschaffen, damit das neue Programm reibungslos funktioniert – und das nicht nur für wenige Wochen, sondern auf Dauer!

In diesem Ratgeber erfahren Sie, wie Sie sich erfolgreich »umprogrammieren« können, damit Ihnen die alten Fehler und schlechten Gewohnheiten nicht mehr in die Quere kommen. Sie erhalten zahlreiche Informationen und Ratschläge zum Stressmanagement und für die geistig-seelische Balance. Ein optimales Bewegungsprogramm sorgt dafür, dass Sie körperlich fit und in Form bleiben, ohne sich zu überfordern und den Spaß zu verlieren. Mit vielen Tipps und Anregungen sowie köstlichen Rezepten können Sie ohne Mühe Ihre Ernährung umstellen und müssen dabei trotzdem nicht auf Genuss und Freude am Essen verzichten!

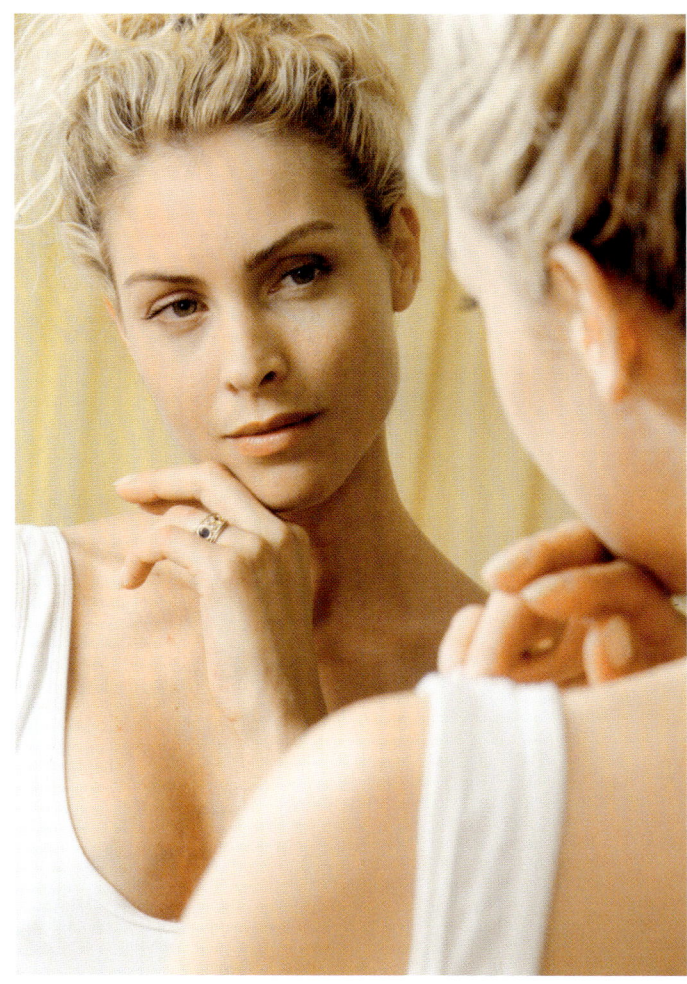

Auch nach dem Fasten können Sie mit Freude in den Spiegel schauen.

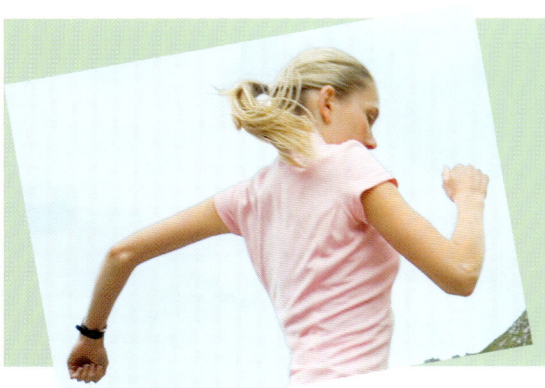

Frisch und fit durchs Fasten!

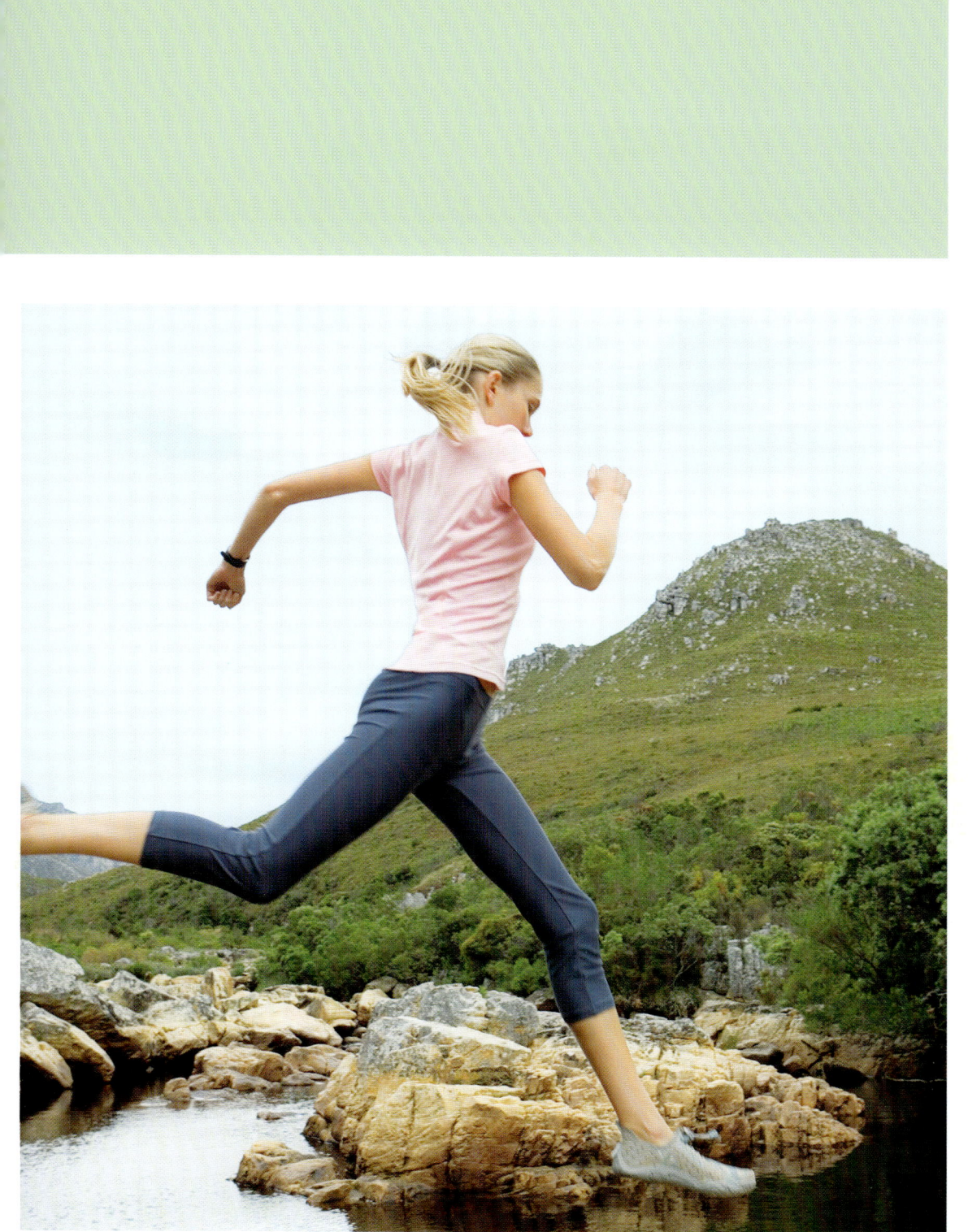

Was sich in Ihrem Körper alles verändert hat

Wahrscheinlich gab es bei Ihnen auch diese Phasen im Leben, an die Sie sich nur noch mit ziemlich viel Unbehagen zurückerinnern. Phasen, in denen Sie sich nur noch unwohl gefühlt haben. Schon der Blick in den Spiegel raubte Ihnen jegliches Selbstwertgefühl und jedes Quäntchen gute Laune: Die Haut war fahl, das Bindegewebe schlaff, das Haar stumpf. Keine Hose passte mehr und alles was Sie zu sich nahmen, schien sich sofort auf Ihre Hüften und Ihren Po zu schlagen, um sich dort hartnäckig und unwiderruflich in Form von unschönen Speckröllchen festzusetzen. Das morgendliche Aufstehen war stets eine Qual und bereits am späten Vormittag sanken Konzentration und Leistungsfähigkeit auf den Nullpunkt. Auch für ein bisschen Bewegung – obwohl doch so dringend nötig – blieb am Schluss keine Energie mehr. So schleppten Sie sich einige Wochen oder gar Monate dahin, immer verstimmter und immer frustrierter, bis Sie sich endlich den entscheidenden Ruck gaben: »Jetzt ist Schluss, jetzt muss etwas geschehen!« Das war der innere Appell, Ihren Körper einer gründlichen Reinigung und Regeneration zu unterziehen; der Aufruf zum Fasten, um zu neuer Kraft und zu Wohlbefinden zurückzufinden.

Frische Energie für den erlahmten Stoffwechsel

Und tatsächlich haben Sie es geschafft, dem Teufelskreis aus Stress, Erschöpfung, Überlastung, Unwohlsein sowie unausgeglichener Lebens- und Ernährungsweise zu entrinnen. Sie sind wie ausgewechselt, Sie haben Ihre Ressourcen neu aktiviert und Ihren ganzen Organismus von schlapp auf fit umprogrammiert! Doch was ist genau geschehen?

»Der Mensch ist so gesund wie sein Stoffwechsel«, sagt der Münchner Diabetes-Spezialist und Stoffwechselexperte Prof. Hellmut Mehnert. Weiterhin erklärt er in dem gleichnamigen Buch, dass jedes Krankheitsbild, jede Missempfindung in irgendeiner Weise mit einer Stoff-

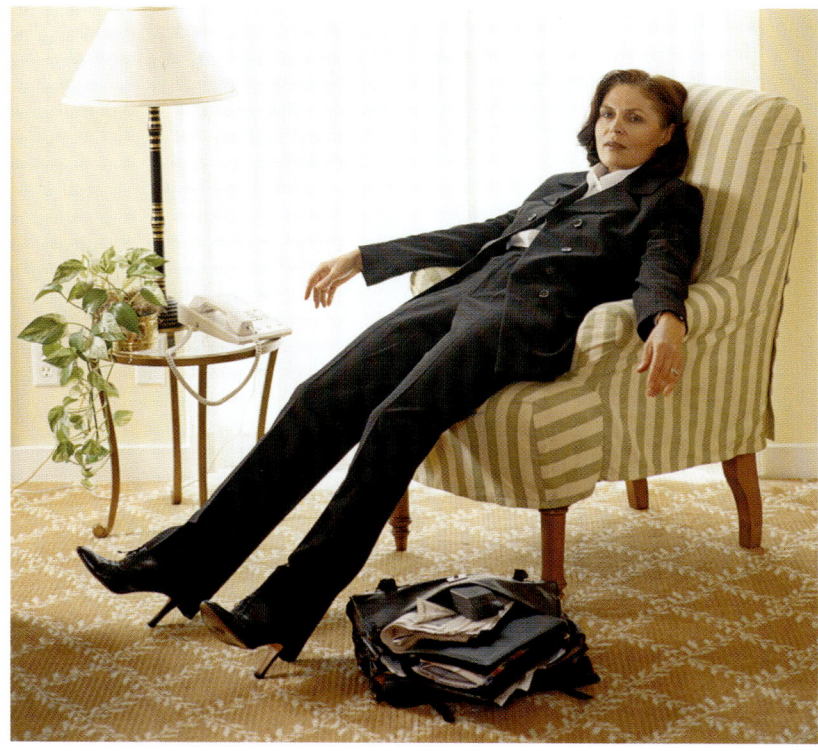

Es wird Zeit, dem Teufelskreis aus Stress, Erschöpfung sowie schlechter Ernährungs- und Lebensweise zu entrinnen.

wechselstörung zusammenhänge und ein optimales Funktionieren unseres Körpers ganz entscheidend auf das gute Zusammenspiel aller biochemischen sowie physikalischen Aktivitäten im Organismus zurückzuführen sei. Dieses Zusammenspiel vollzieht sich nicht nur an ein oder zwei, sondern an vielen verschiedenen Schaltstellen (siehe ab S. 42). Dort laufen die gesamten Prozesse – Nährstoffverwertung, Sauerstofftransport, Temperaturregelung, Zellregeneration, Energiebereitstellung, um nur einige zu nennen – nicht einzeln und isoliert ab, sondern sind eng miteinander verzahnt und bilden ein hochkom-

12_Frisch und fit durchs Fasten!

Fasten bringt Ihnen neue Lebensenergie und Wohlbefinden!

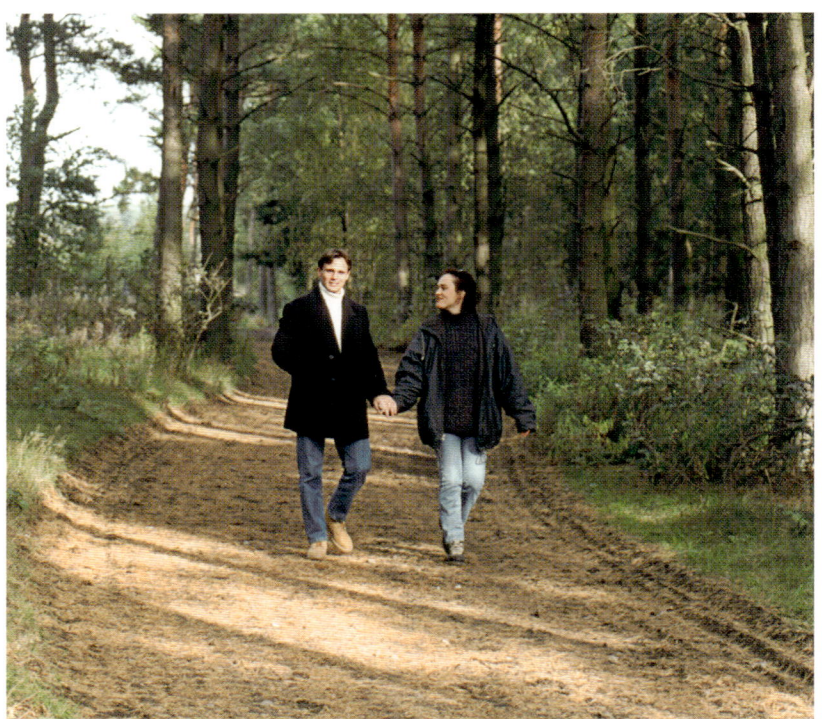

plexes Regelsystem. So wie beispielsweise ein Elektrizitätswerk nur genügend Strom liefern kann, wenn alles richtig funktioniert und die technischen Geräte in einwandfreiem Zustand sind, so arbeitet auch Ihr Stoffwechsel nur dann gut, wenn er an keiner Stelle blockiert ist und alle Regulationsprozesse optimal ineinandergreifen.

Was Fasten bewirkt
Genau hier setzt eine Fastenkur an. Sie führt zu einer tief greifenden Reinigung und Belebung des Stoffwechsels, was eine Reaktivierung körperlicher und geistiger Kraft nach sich zieht.

Erstens fallen durch den Nahrungsverzicht alle belastenden Substanzen weg, die der Organismus sonst unter Aufwand von Energie verstoffwechseln und ausscheiden müsste.

Zweitens erfolgt eine Art Umverteilung der Körperarbeit: Da die Verdauungstätigkeit stark reduziert ist, wird Energie frei, die für andere Aktivitäten genutzt werden kann. Fasten wirkt auf diese Weise in allen Bereichen des Organismus wie ein Katalysator: Die Schlacken sind abgebaut, die Organe funktionieren besser, das Herz-Kreislauf-System arbeitet aktiver, die Muskelkraft ist gestärkt, der Teint erscheint frischer, die Nerven sind ausgeglichener, die mentale Energie ist gesteigert.

Die drei Hauptmechanismen des Fastens – die Reinigung von Ballast und die Befreiung von schädlichen Einflüssen sowohl im körperlichen als auch im geistig-seelischen Sinn sowie die Freisetzung von Energie – werden in vielen Kulturen schon seit Jahrtausenden von Menschen genutzt, um zu besonderer innerer Kraft zu gelangen.

Auch in allen Weltreligionen stellt das Fasten ein ganz wichtiges Element dar, um Wohlbefinden und Harmonie zu verspüren, sich wieder

Jahrtausendealte Tradition des Fastens

Bereits vor knapp 2500 Jahren sagte Hippokrates: »Wer stark, gesund und jung bleiben will, sei mäßig, übe den Körper, atme reine Luft und heile sein Weh eher durch Fasten als durch Medikamente.« Als der weise Mediziner und Philosoph diese These aufstellte, hatte er wohl Zeitgenossen im Blick, die sich einer starken Neigung zu Völlerei und Übermaß hingaben und die er so auf den rechten Weg bringen wollte. Auch später wurde das Fasten immer wieder von zahlreichen Ärzten, Theologen, Naturphilosophen und Heilpraktikern als eine Methode propagiert, falsche Ernährungsgewohnheiten abzulegen, seinen Körper zu entschlacken und somit zu mehr Gesundheit und Leistungsfähigkeit zu gelangen.

auf sich selbst zu besinnen, innere Ruhe und Reifung zu erfahren und letztendlich zur Grundordnung des eigenen Daseins zurück-zufinden.

Aufbaukur für Ihre Körperzellen

Entgiften, entschlacken, reinigen, stärken: Die Münchner Naturheil-ärztin Dr. Grete Bauer erklärt im folgenden Interview, warum Fasten eine wirksame Strategie ist, um den Organismus wieder richtig in Schwung zu bringen – und wie sich der Erfolg bewahren lässt:

Stimmt es, dass sich im Lauf der Zeit immer mehr »Stoffwechsel-schlacken« ansammeln, die nach und nach alle Zellen blockieren?
»Ja, das sind vor allem Gifte aus der Umwelt oder der Nahrung. Aber auch durch Rauchen, Alkohol, Krankheitserreger oder Stress entste-hen toxische, also giftige Stoffe im Körper. Diese produzieren soge-nannte freie Radikale, das sind aggressive Moleküle, die die Zellen angreifen und nach und nach den Stoffwechsel lahmlegen.«

Und dann?
»… ermüdet der Körper zunehmend. Die Betroffenen sind erschöpft und abgeschlagen, sie nehmen an Gewicht zu, ihre Haut erscheint blass und fahl, die Haare verlieren an Spannkraft, die Nägel werden brüchig. Nach dem Essen fühlt man sich überladen und gebläht, Kopfschmerzen, Nervosität und Schlafstörungen werden zur Dauer-plage. Häufig ereilen einen auch Erkältungen oder andere Infekte, weil die Abwehr geschwächt ist.«

Eine Fastenkur vermag den Organismus wieder zu säubern?
»Ja, dabei handelt es sich tatsächlich um eine Art Entgiftungskur. Durch die Zufuhr von reichlich Flüssigkeit, wie Kräutertee oder Mine-

ralwasser, werden die Schlacken vor allem über Leber, Nieren und Lymphe aus dem Körper ausgeleitet.«

Und wenn der ganze Stoffwechsel-müll draußen ist?

»Dann erfolgt die behutsame Aufbauphase mit frischer, naturbelassener Kost, am besten aus ökologischem Anbau. Diese enthält viele wichtige Vitamine, Mineralstoffe und Spurenelemente in idealer Zusammensetzung. In der Kombination mit reichlich Bewegung an frischer Luft sowie einer ausgeglichenen Lebensweise kommt so neuer Schwung in den ganzen Organismus.«

Schwinden dann auch die lästigen Speckpölsterchen?

»Ja, durch die Fastenkur sind sowieso schon die Pfunde gepurzelt. Wenn alle Ernährungsregeln eingehalten werden und auch noch mäßig, aber regelmäßig Sport auf dem Programm steht, lässt sich das Gewicht gut halten oder sogar noch weiter reduzieren. Meinen Patienten empfehle ich aber auch noch zusätzlich, in regelmäßigen Abständen Bindegewebsmassagen und Lymphdrainagen durchführen zu lassen. Das hält den Stoffwechsel immer schön auf Trab. Außerdem profitiert auch noch die Haut: Das Gewebe strafft sich, Zellulite schwindet und auch die ersten Fältchen werden wieder geglättet.«

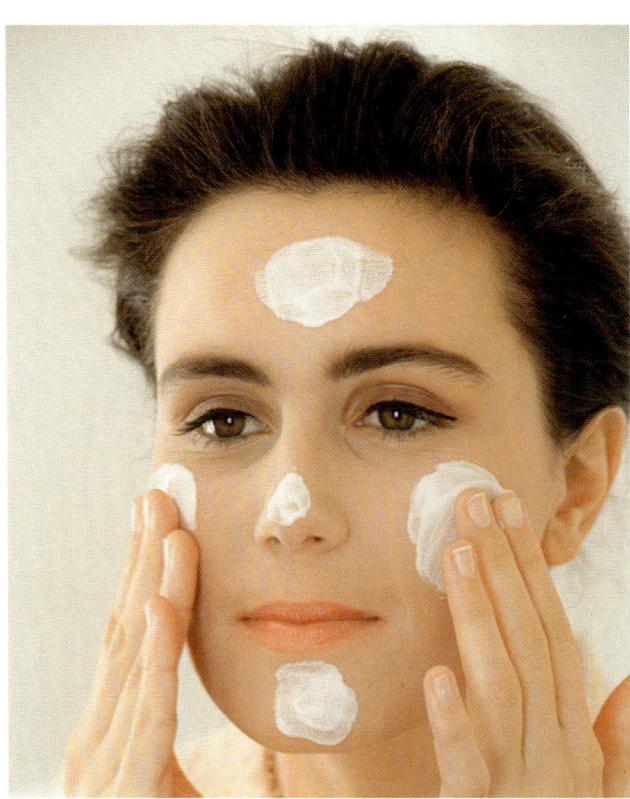

Die positiven Effekte des Fastens zeigen sich auch auf der Haut.

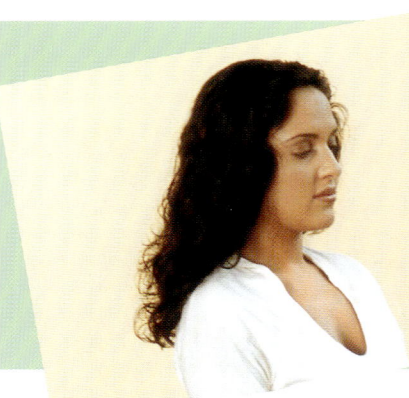

Ändern Sie Ihr Bewusstsein!

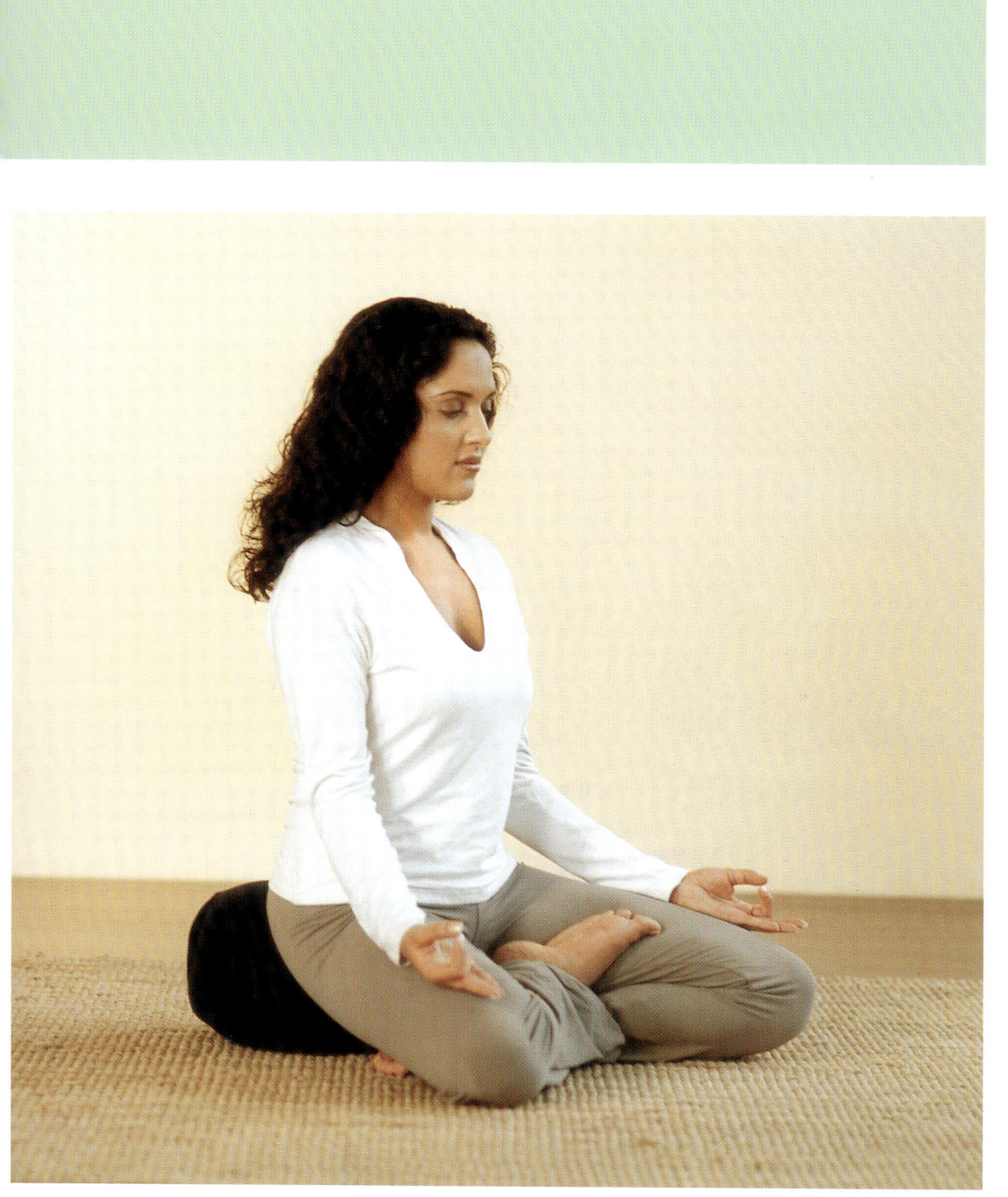

Programmieren Sie sich auf Gesundheit

Es ist eine alte Erfahrung, dass jegliche Veränderung im Kopf anfängt. Das lässt sich eigentlich auch leicht nachvollziehen, denn um wirklich sein Leben umkrempeln und alte, unliebsame Verhaltensmuster aufgeben zu wollen, muss man sich erst einmal über jene richtig bewusst werden! Der zweite Schritt ist eine gute Portion Willenskraft, gepaart mit einer ordentlichen Dosis Selbstdisziplin und Ausdauer, um positive Veränderungen wirklich dauerhaft im eigenen Leben verankern zu können. Dass Sie diese Willensstärke, die Disziplin und den Langmut aufbringen können, haben Sie ja bereits mit der Fastenkur bewiesen. Aber nun gilt es, den Erfolg zu halten und nicht wieder in die alten Muster zurückzufallen.

Stress ist ein zunehmend großes Problem unserer schnelllebigen Zeit. Tun Sie etwas dagegen!

Warum in aller Welt ist das so schwer? Warum gelingt es nur so wenigen Menschen, eine vernünftige, ausgeglichene Lebensweise auf Dauer beizubehalten?

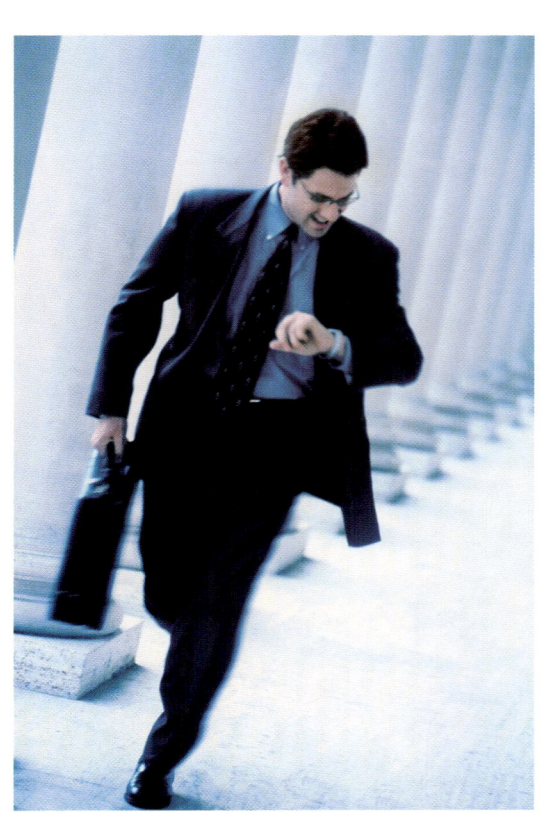

Zu viel Stress!

Einen wesentlichen Einfluss hat hier sicherlich unser westlicher Lebensstil, der sehr oft alles andere als harmonisch und ausgeglichen ist. Im Gegenteil: Unzählige Menschen fühlen sich um ihre seelische, geistige und körperliche Balance gebracht und leiden unter einem Problem, das sich mit Fug und Recht als ein Zeitgeist-Phänomen bezeichnen lässt: dem Stress. Wissenschaftler unterscheiden zwischen zwei Formen von Stress: dem gesunden, leistungsfördernden Eustress, der uns anspornt und unsere Lebenskraft aktiviert

Wie Stress uns zu schaffen macht

- Negativstress kann zahlreiche körperliche und seelische Fehlregulationen nach sich ziehen:

- Akuter Stress treibt den Blutdruck nach oben, verursacht Schweißausbrüche und Herzrasen.

- Chronischer Stress raubt dem ganzen Organismus Energie, er belastet Herz und Kreislauf, schwächt Nerven, Immunsystem und Stoffwechsel. Disstress zieht zahlreiche Beschwerden nach sich, vor allem Schlafprobleme, Abgeschlagenheit, depressive Verstimmungen, Nervosität, Unruhe, Gereiztheit, Heißhungerattacken und Verdauungsstörungen.

- Dauerstress löst bei vielen Menschen Suchtverhalten aus: Sie rauchen zu viel, trinken zu viel Kaffee und Alkohol, greifen zu Medikamenten, essen zu viel Süßes und Fettes. Disstress kann bis zum Burn-out-Syndrom führen, zum Gefühl des völligen Ausgebranntseins und der totalen Erschöpfung.

und dem krank machenden Disstress. Diese negative Form von Stress entsteht vor allem durch ungesunde Lebensgewohnheiten mit Reizüberflutung, Hektik, wachsendem Konkurrenzdruck und der ständigen Jagd nach Mehr: mehr Geld, mehr Luxus, mehr Glück, mehr Erfolg, mehr Genuss. Stressforscher bezeichnen uns häufig als eine »Non-Stop-Gesellschaft«, in der die Menschen ständig auf der Überholspur durchs Leben rasen, sich keine Ruhe, keine Pausen und keinen Ausgleich gönnen. Aber nicht nur permanente Überforderung versetzt den Organismus in einen krank machenden Stresszustand. Nach wissenschaftlichen Untersuchungen führt auch andauernde Unterforderung zum Disstress. Menschen, deren Leben von Eintönigkeit, Langeweile, mangelndem Ansporn und fehlenden Zielen geprägt ist, sind – so das Ergebnis verschiedener Studien – ebenfalls emotional gestresst und für Störungen anfällig.

20_Ändern Sie Ihr Bewusstsein!

Harmonie für Körper, Geist und Seele

Wichtig für innere Ausgeglichenheit, Gesundheit und Wohlbefinden ist also ein gewisses Gleichmaß in der Gestaltung des Alltages, eine Regulierung des natürlichen Rhythmus von Schlafen und Wachsein, Anspannung und Entspannung, Leistung und Ausruhen. Dieser naturgegebene Wechsel von Aktivität und Passivität unterliegt im Wesentlichen der Steuerung durch das vegetative Nervensystem, das sich gezielt durch das eigene Verhalten beeinflussen lässt – im Positiven wie im Negativen.

Von welch zentraler Bedeutung die Geist-Körper-Seele-Balance ist, war schon den alten Chinesen vor mehr als 4000 Jahren bekannt. In der Lehre der Traditionellen Chinesischen Medizin (TCM) wird der Mensch – genauso wie in anderen fernöstlichen Heilmethoden wie z. B. der indischen Ayurveda-Lehre – stets als ganzheitliches Wesen betrachtet, dessen innere Harmonie dadurch gewährleistet ist, dass die Lebensenergie auf allen drei Ebenen, der psychischen, der mentalen und der körperlichen, ungestört fließen kann. Außerdem gehen die asiatischen Gesundheitsphilosophien davon aus, dass der Mensch ein in den Kosmos eingebundenes Wesen ist und deshalb sein Wohlbefinden

In den östlichen Gesundheitslehren wird die Balance von Körper, Seele und Geist ganz groß geschrieben. Nehmen wir uns ein Beispiel daran!

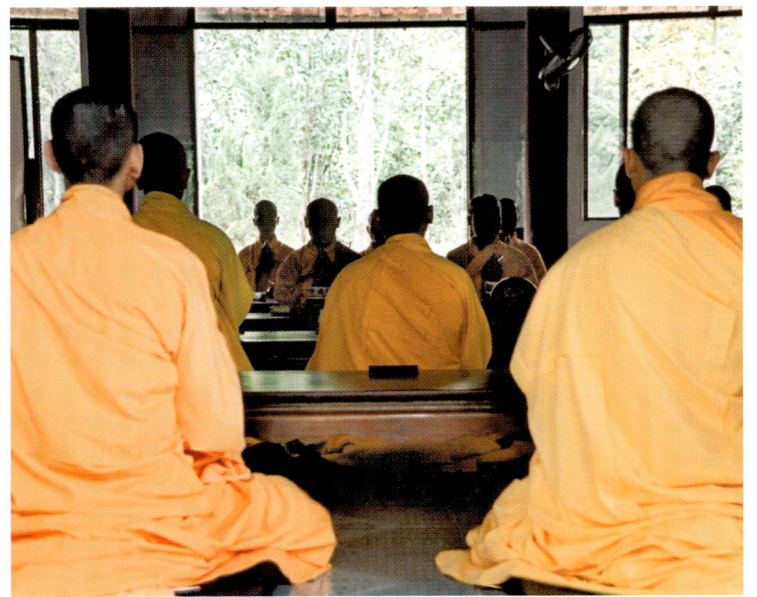

und sein Gesundheitszustand auch von den Einflüssen aus seinem Lebensumfeld abhängen.

Die Gesundheitslehren westlicher Mediziner und Naturheilkundler, wie der berühmten Äbtissin Hildegard von Bingen (1098-1179) oder des bayerischen »Wasserdoktors« Sebastian Kneipp (1821-1897) fußten ebenfalls auf dieser ganzheitlichen Sichtweise. So entwickelte Pfarrer Kneipp u. a. die sogenannte Ordnungstherapie: Er hatte die feste Überzeugung, dass Unordnung – auf geistig-seelischer Ebene, aber auch im alltäglichen Umfeld – Krankheit entstehen lässt oder sie sogar verschlimmern kann. Er entwickelte viele Techniken und Übungen, die den Rhythmus normalisieren, das Gleichgewicht wiederherstellen und für ein harmonisches Zusammenspiel von Körper, Geist und Seele sorgen.

Carpe diem: den Tag bewusst gestalten

Damit das Fasten nicht nur eine kurze Ausnahmezeit in einem ansonsten ungesunden und unausgeglichenen Lebenswandel bleibt, ist es also ganz wichtig, Stress zu vermeiden, Ihrem Alltag Struktur zu geben und sich ganz bewusst den Dingen zuzuwenden, die Ihnen wirklich guttun und Ihrer Gesundheit zuträglich sind.

Das heißt natürlich nicht, dass Sie fortan nur noch mit sich selbst beschäftigt sein und für die Aufgaben und Pflichten in Job, Haushalt und Familie keine Kapazität mehr aufbringen sollen. Selbstverständlich wird es immer wieder einmal hektische und stressige Situationen geben, in denen Sie maximal gefordert sind, sich die Termine überschlagen und Ihnen alles über den Kopf zu wachsen droht. Oder Zeiten, in denen Sorgen und Kummer Sie plagen und Sie eine Krise durchzustehen haben. Wichtig ist aber, dass Sie achtsam mit sich selbst sind, Ihre Bedürfnisse auch in Belastungszeiten nicht aus dem Blick verlieren und Ihren eigenen Biorhythmus erhalten.

22_Ändern Sie Ihr Bewusstsein!

Die »Kunst des Lebens« erlernen

Eine relativ einfache Maßnahme, die langfristig viel zu ändern vermag, ist die bewusste Gestaltung Ihres täglichen Daseins. »Carpe diem!«: Dieses Wort stammt von dem römischen Dichter Horaz (65–8 v. Chr.) und heißt wörtlich übersetzt: »Pflücke den Tag.« Gemeint ist mit dieser blumigen Metapher, die sieben Tage der Woche nicht ungenutzt verstreichen zu lassen, sondern sie wirklich effizient für seine Ziele und Aufgaben, aber auch für Harmonie sowie körperliches und seelisches Wohl zu nutzen. Zeitmanagement-Experten wie Prof. Lothar Seiwert wissen, dass mangelnde Ökonomie in der Alltagsgestaltung und mangelndes Bewusstsein für das wirklich Nützliche und Wichtige die Hauptursachen für Stress, Frustrationen, Misserfolge sowie zahlreiche körperliche und seelische Beschwerden sind. Als wichtigste Maßnahmen, um die »Kunst des Lebens« zu erlernen und seine irdische Existenz wirklich sinnvoll und glücklich zu gestalten, empfiehlt Prof. Seiwert:

- Werden Sie sich der eigenen, kostbaren Lebensenergie bewusst und setzen Sie sie sparsam ein.
- Konzentrieren Sie sich auf das Wesentliche im Leben.
- Vereinfachen Sie Ihr Dasein und werfen Sie Ballast ab.
- Entschleunigen Sie Ihren Alltag und finden Sie Zeit für Muße, Ruhe und Entspannung.

Werden Sie zum Künstler Ihres eigenen Lebens

Nehmen Sie Ihr Erdendasein also einmal genauer unter die Lupe: Halsen Sie sich öfter Aufgaben auf, die sich bei genauerem Hinsehen als nicht sehr sinnvoll erweisen? Müssen Handtücher, Bettwäsche und Unterwäsche wirklich immer perfekt gebügelt sein? Oder das Auto jeden Samstag einer Intensivreinigung von innen und außen unterzogen werden? Brauchen Sie all die Dinge, die Sie um sich herum ansammeln? Ist es wirklich nötig, bei jedem Schlussverkauf ins Kaufhaus zu hetzen, um sich dicht gedrängt an Regalen und Verkaufstischen mit anderen Konsumenten um die zahllosen Schnäppchen zu prügeln? Lohnt es sich, dafür eine Trainingsrunde im Fitness-Studio oder einen Waldspaziergang mit dem Hund ausfallen zu lassen? Sind viele Streitereien und Auseinandersetzungen – mit den Freunden, den Kollegen, den Nachbarn, den Verwandten, dem Partner – nicht häufig auf Rechthaberei, einem sturen Beharren auf dem eigenen Standpunkt und Unnachgiebigkeit zurückzuführen? Lassen sich die zwischenmenschlichen Beziehungen mit ein wenig Diplomatie, Toleranz und Großzügigkeit nicht viel stressfreier und harmonischer gestalten?

Wer nicht nur mit seinen engsten Freunden tolerant umgeht, lebt erheblich stressfreier.

Vor ein paar Jahren beschloss der berühmte Modedesigner Karl Lagerfeld, seinem Leben eine neue Richtung zu geben, sich zu verändern und zu erneuern. Er begann seine teuren Möbel zu verkaufen, sich seiner exklusiven japanischen Kleidung zu entledigen und 42 Kilo abzuspecken. Der radikale Schnitt und die Neuorientierung entlasteten ihn von all seinen Problemen und ließen ihn innere Ausgeglichenheit und Heiterkeit gewinnen. In seinem Buch »Die 3D-Diät« schreibt er, dass sein Gewichtsverlust nur die äußere Seite einer inneren Umwälzung sei, die das, was er schon immer gedacht habe, mit seinem Körper in Übereinstimmung bringe. Seine Künstlerseele solle sich auch in dem Körper eines Künstlers befinden, nicht in dem eines Advokaten. Wie recht er hat!

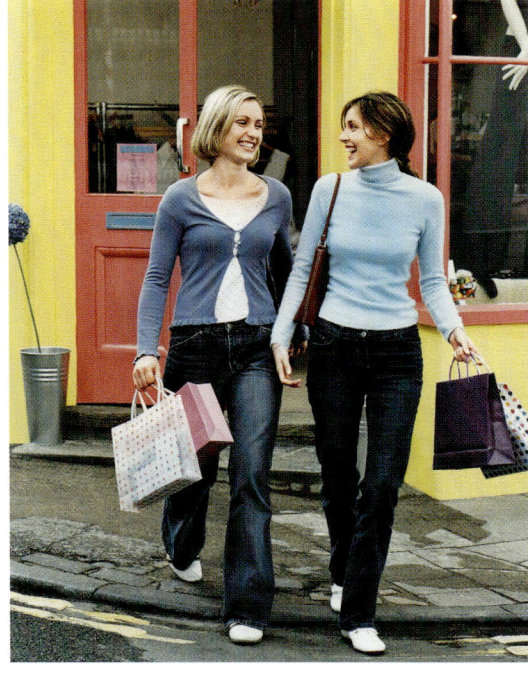

24_Ändern Sie Ihr Bewusstsein!

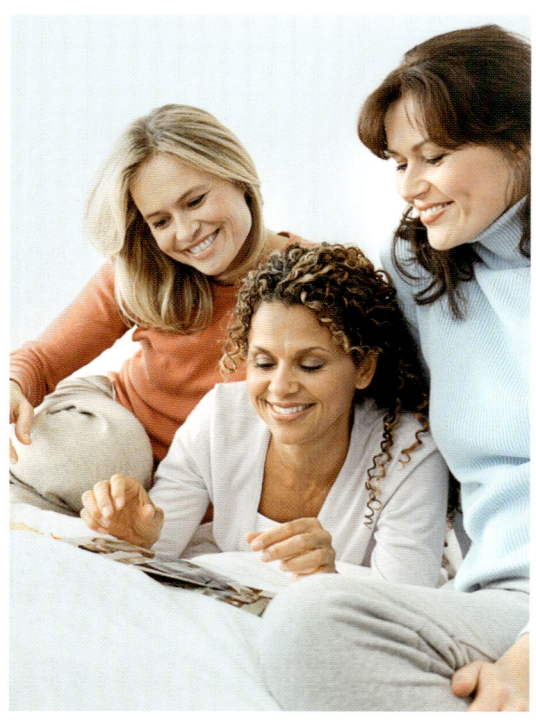

Erfreuen Sie sich so oft es geht an schönen Dingen oder Ereignissen. Wenn auch noch Ihre Freundinnen dabei sind – umso besser!

Think pink!

»Das Glück im Leben hängt von den guten Gedanken ab, die man hat.« Mit diesem weisen Satz aus seinen philosophischen Betrachtungen brachte der römische Kaiser Marc Aurel schon vor fast 2000 Jahren auf den Punkt, was wir heute unter der Philosophie des »Positiven Denkens« verstehen. Hier geht es darum, sich bewusst seiner Gedankenmuster anzunehmen und diese in eine positive Richtung zu programmieren. Wer diese Fähigkeit gut beherrscht, profitiert erwiesenermaßen in allen Bereichen des Lebens. Positiv denkende Menschen erfreuen sich einer besseren Gesundheit, sie sind optimistischer, fröhlicher, ausgeglichener, sie haben mehr Erfolg im Beruf und gestalten ihre Beziehungen zu anderen Menschen harmonischer.

Die Steuerung der Gedanken hin zum Guten ist also ein weiterer wichtiger Schritt zur Veränderung Ihres Bewusstseins und zur Erhaltung von Lebensqualität und Lebensfreude!

Lassen Sie die Seele baumeln

Schenken Sie Ihrer Psyche die Aufmerksamkeit, die sie verdient, und bewahren Sie sie möglichst vor Stressfaktoren wie Überforderung, sorgenvollem Grübeln und unterdrückten Gefühlen. Halten Sie Ihr Yin und Yang im Einklang und achten Sie – wie bereits erwähnt – auf ein Gleichgewicht zwischen Aktivität und Ruhe, Anspannung und Entspannung, Belastung und Entlastung.

Die wichtigsten Grundregeln

- Sorgen Sie für einen geordneten Tages-
  rhythmus mit regelmäßigen Zeiten fürs Aufstehen, Essen und Zubettgehen.
- Erledigen Sie nicht mehrere Arbeiten auf
  einmal.
- Legen Sie alle zwei Stunden oder wenn
  ein Arbeitsteil abgeschlossen ist kleine
  Pausen ein.
- Loben Sie sich selbst für Erfolge und tun Sie
  sich etwas Gutes.
- Erfreuen Sie sich an schönen Dingen, hören
  Sie Ihre Lieblingsmusik, gehen Sie tanzen,
  lesen Sie ein gutes Buch, nehmen Sie ein
  wohltuendes Bad.
- Führen Sie regelmäßig, d.h. täglich und am
  besten immer zur gleichen Zeit, Entspannungsübungen aus. Gute Techniken sind
  beispielsweise Yoga, autogenes Training
  oder Qi Gong.
- Achten Sie auf ausreichend Schlaf von mindestens sechs Stunden.
  Während Sie in »Morpheus Armen« ruhen, regeneriert sich Ihr Körper, erholt sich Ihre Seele und arbeitet viele Konflikte auf.

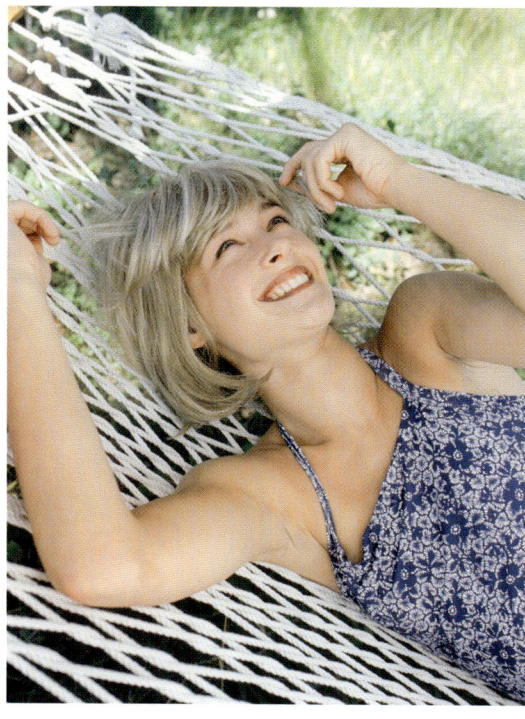

*Für Ihre körperliche und
psychische Gesundheit
können Sie eine Menge
tun – fangen Sie sobald
wie möglich damit an!*

Yin und Yang

In der chinesischen Medizin sind die beiden polaren Kräfte Yin und Yang das
weibliche und das männliche Prinzip, die Himmel und Erde sowie unser gan-
zes Leben bestimmen. Yin und Yang stehen in ständiger Wechselbeziehung,
beeinflussen sich gegenseitig und sollten sich immer in Harmonie befinden.

26_Ändern Sie Ihr Bewusstsein!

X TEST: BIN ICH NOCH AUF GESUNDEM KURS?

Wie im vorhergehenden Kapitel beschrieben, hängen Gesundheit und Wohlbefinden maßgeblich davon ab, wie gut die verschiedenen Stationen Ihres Stoffwechsels funktionieren. Dieser Test zeigt es Ihnen:

	Ja	Nein
Schilddrüse/Geschlechtsdrüsen		
Fühlen Sie sich müde und schlapp?	☐	☐
Hängt Ihr Haar stumpf und kraftlos herab?	☐	☐
Haben Sie häufiger Leistungstiefs?	☐	☐
Frieren Sie ständig?	☐	☐
Haben Sie häufiger Stimmungsschwankungen?	☐	☐
Sind Sie oft traurig und mutlos?	☐	☐
Ist Ihr Zyklus unregelmäßig?	☐	☐
Verlieren Sie die Lust am Sex?	☐	☐
Blut/Lymphe		
Sind Sie sehr blass?	☐	☐
Neigen Sie verstärkt zu Pickeln und Hautunreinheiten?	☐	☐
Entdecken Sie neue Zellulitezonen an Ihrem Körper?	☐	☐
Sehen Sie morgens nach dem Aufstehen häufig etwas »aufgequollen« aus?	☐	☐

TEST: BIN ICH NOCH AUF GESUNDEM KURS?

Darm/Leber

Haben Sie in der Früh oft einen klebrigen Geschmack im Mund? ☐ ☐

Nehmen Sie an Gewicht zu, obwohl Sie wenig essen? ☐ ☐

Neigen Sie zu Blähungen und Verstopfung? ☐ ☐

Bemerken Sie ein Druckgefühl im Oberbauch? ☐ ☐

Nerven/Muskeln

Schlafen Sie unruhig? ☐ ☐

Wachen Sie häufiger in der Nacht auf? ☐ ☐

Haben Sie oft Kopfschmerzen? ☐ ☐

Fühlen Sie sich steif und wie »eingerostet«? ☐ ☐

Neigen Sie zu Muskelverspannungen/-krämpfen? ☐ ☐

Machen Ihre Muskeln beim Sport schnell schlapp? ☐ ☐

Auswertung

- Zwei bis drei Fragen mit »Ja« beantwortet? Noch nicht so schlimm, aber Ihr Stoffwechsel zeigt bereits leichte Müdigkeiterscheinungen.

- Vier- bis sechsmal »Ja« angekreuzt? Sie weichen eindeutig von Ihrem Gesundheitskurs ab und sollten jetzt zügig gegensteuern!

- Mehr als sechs Fragen mit »Ja« beantwortet? Es ist höchste Zeit, einen gezielten Gesundheitsfahrplan zu entwickeln und beispielsweise eine erneute Fastenkur durchzuführen!

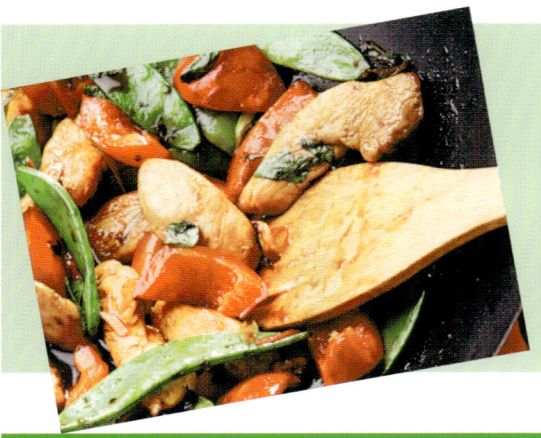

Essen Sie genussvoll gesund!

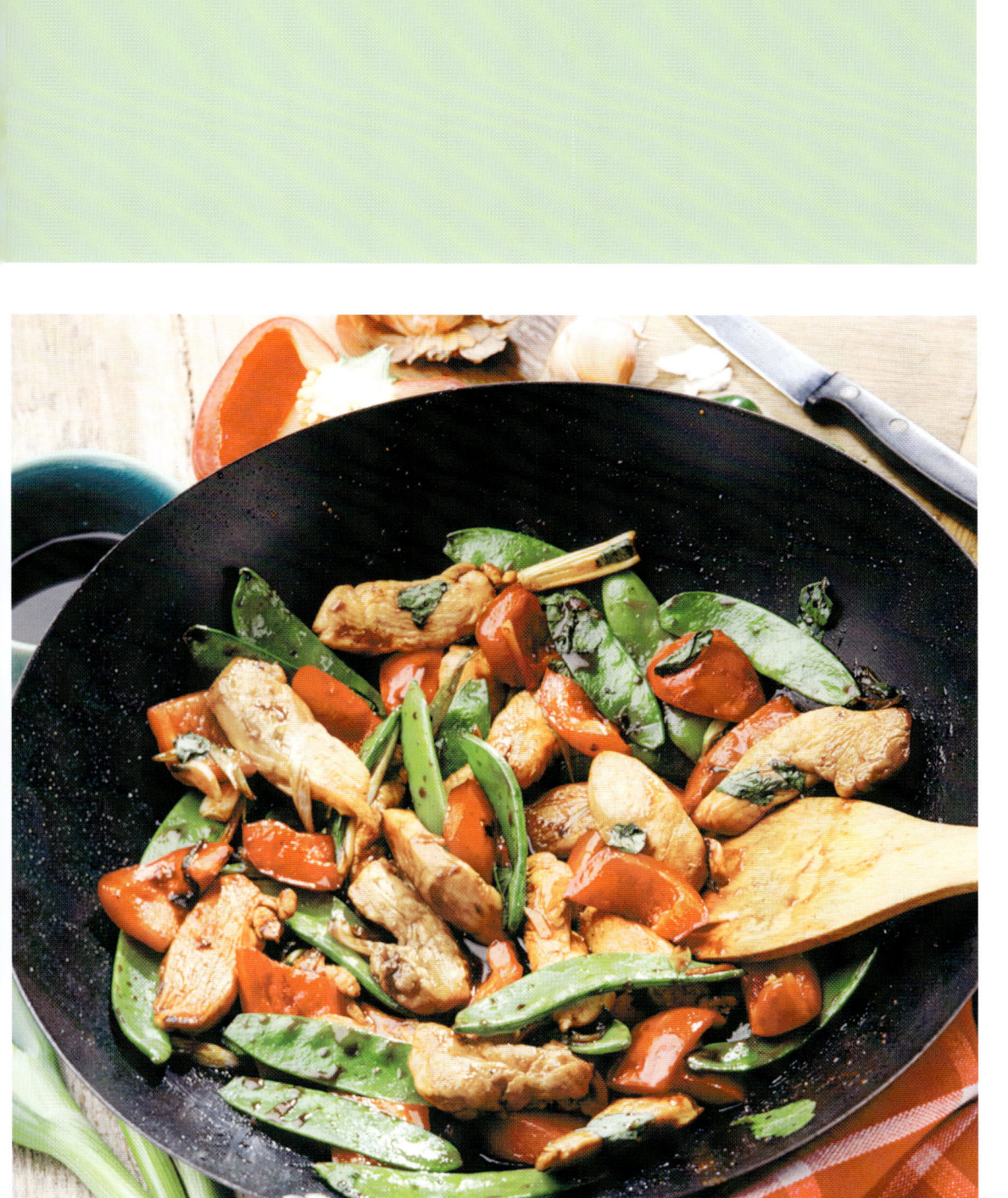

Achten Sie sorgsam auf Ihre Kost

Die besten Tipps für Ihre Ernährung

• Essen Sie Frischkost nach dem »Ampelprinzip«!

Das bedeutet, es sollte jeden Tag rotes, gelbes und grünes Gemüse und Obst auf dem Teller sein. Das gibt Ihnen die Garantie, alle wertvollen Biostoffe zu erhalten, die Ihr Körper braucht. Beispielsweise den grünen Blattfarbstoff Chlorophyll in grünen Salaten, der die Bildung roter Blutkörperchen fördert, angeschlagene Zellen repariert und die Durchblutung in den feinen Kapillaren fördert. Oder Carotinoide aus gelben und roten Gemüse- und Fruchtsorten wie Karotten, Kürbissen oder Erdbeeren. Carotinoide halten freie Radikale (aggressive Sauerstoffmoleküle) fern, die das Altern beschleunigen, und schützen vor allem die Haut vor schädlichen Umwelteinflüssen.

Der echte Kick fürs Immunsystem steckt in Zwiebeln und Knoblauch: das Allicin. Dieser Pflanzenwirkstoff bringt die Abwehrzellen auf Trab und sorgt dafür, dass gefährliche Bakterien und Viren schneller abgetötet werden.

Die richtigen Früchtchen zum Glücklichwerden sind Ananas, Avocados, Bananen und Papayas: Sie sind prall gefüllt mit dem Botenstoff Serotonin, der Ihre Stimmung hebt und Sie strahlen lässt.

Rot, Gelb und Grün – die »Ampelfarben« sind für Ihre Gesundheit von Bedeutung.

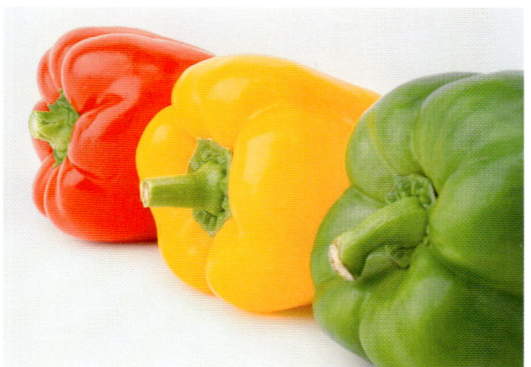

• Bauen Sie auf Eiweiß!

Protein (Eiweiß) ist das Powermolekül schlechthin; Ihr Körper braucht es überall, in den Muskeln, im Immunsystem, im Hormonstoffwechsel, im Gehirn. Eiweiß besteht aus wertvollen Einzelbausteinen, den Aminosäuren. Die Aminosäure Tryptophan z. B. ist ein wichtiger Grundstoff für das Gute-Laune-Hormon Serotonin; Methionin kurbelt die Körperabwehr an; Isoleucin verbessert Ihr

Gedächtnis und lässt Sie schneller denken (zu den weiteren Funktionen von Eiweißstoffen siehe S. 44). Wenn täglich 50 bis 100 Gramm Protein zu Ihren Körperzellen fluten, sind Sie bestens versorgt und gelangen auf Hochtouren. Aber: keine fetten Braten oder fette Wurst essen, sondern mageres Fleisch, Geflügel oder Fisch. Auch Top für den Proteinspiegel: pflanzliches Eiweiß aus Hülsenfrüchten wie Bohnen oder Linsen.

• Setzen Sie auf Spurenelemente!

Diese Stoffe zirkulieren in Ihrem Organismus in nur ganz kleinen Mengen, aber mit ganz großer Wirkung. Zink beispielsweise – das reichlich in Fisch und Meeresfrüchten steckt – macht die Abwehr mobil und Sexualhormone stark. In männlichen Spermien findet sich der Mikrostoff in konzentrierter Form. Auch der Bedarf an Jod wird mit dem regelmäßigen Verzehr an Meeresdelikatessen gedeckt; das Spurenelement benötigt Ihre Schilddrüse für die Produktion lebenswichtiger Hormone (siehe dazu auch S. 45). Für Schwangere ist eine ausreichende Jodversorgung besonders wichtig, weil das Ungeborene den Stoff für sein Wachstum und seine Entwicklung braucht. Auch Selen und Chrom dürfen im Organismus nicht fehlen: Selen wehrt zusammen mit Beta-Carotinoiden sowie den Vitaminen E und C aggressive freie Radikale ab; Chrom unterstützt die Bildung wichtiger Junghormone wie DHEA.

• Bleiben Sie immer an der Quelle!

Trinken Sie jeden Tag mindestens zwei bis drei Liter, am besten (stilles) Mineralwasser, verdünnte Fruchtsäfte oder Kräutertee. Das kostbare Nass hält Haut und Bindegewebe geschmeidig, bringt das Blut gut zum Fließen, schwemmt Schlacken und Giftstoffe aus und regt den Kreislauf an.

32_Essen Sie genussvoll gesund!

Gesunde Ernährung fängt beim Einkaufen an

Nahrung ist die beste Medizin. Doch sollten Sie Ihre Lebensmittel mit Sorgfalt auswählen sowie auf gute Qualität und Frische achten. Am besten setzen Sie, so es geht, auf Bioprodukte.

Bio ist top!

Gemüse, Obst, Getreide und Fleisch von Biobauernhöfen sind meist gar nicht allzu teuer – dafür aber umso wertvoller für eine gesunde Ernährungsweise.

Warum bieten Bioprodukte so viel mehr Vorteile? Zum einen enthalten Obst und Gemüse meist viel mehr wertvolle Vitalstoffe, weil ihnen mehr Zeit fürs Wachsen und Reifen gegeben werden. Zum anderen beinhalten sie keine Pestizide und andere Schadstoffe, da in ökologischen Betrieben und auf Biobauernhöfen grundsätzlich auf diese Substanzen verzichtet wird. Das macht pflanzliche Nahrung viel gesünder und schont auch die Umwelt. Mit tierischen Lebensmitteln verhält es sich ebenso. Zahlreiche Untersuchungen haben gezeigt, dass ein Schnitzel vom Biometzger viel saftiger und gehaltvoller ist sowie auch nach dem Braten noch viel mehr Substanz hat als Fleisch aus Massentierhaltung. Diese Fleischstücke schnurren in der Pfanne oft zusammen und sind häufig trocken und zäh. Auch Fisch aus Biozucht zu kaufen, ist zwar tatsächlich etwas teurer, macht sich aber langfristig bezahlt. Denn Sie erhalten ein gesundes und wertvolles Lebensmittel und tragen noch zum Umwelt- und Tierschutz bei.

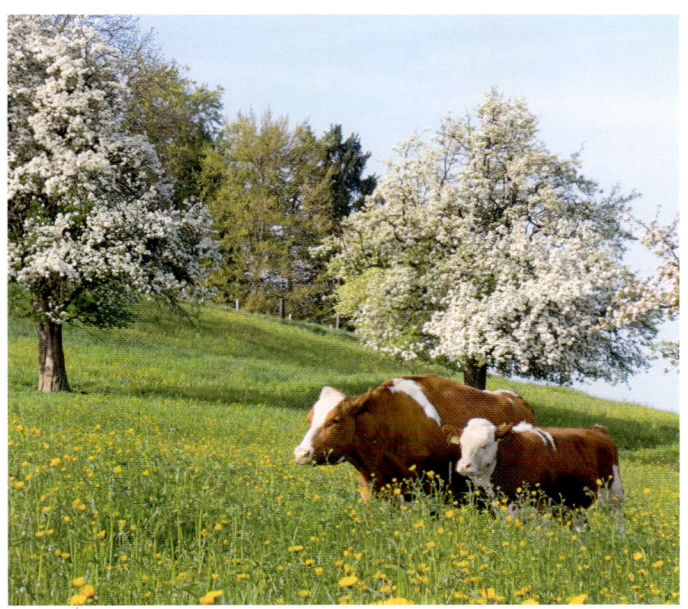

Schlank und fit ohne Diät

Mindestens jede dritte Frau, aber auch unzählige Männer sind unzufrieden mit ihrer Figur und fühlen sich zu dick. Um die lästigen Pfunde loszuwerden, geraten die meisten von ihnen in den verhängnisvollen Kreislauf aus Diäten und Jo-Jo-Effekt, aus abnehmen und wieder zunehmen – und es passiert nur eines: Sie werden krank.

Tun Sie das Ihrem Körper nicht an! Sie müssen unbedingt realisieren, dass Sie eine einseitige Ernährungsweise oder gar Hungern Ihrem Traum vom Superkörper keine Spur näher bringt. Die einzige Lösung, so haben US-Forscher herausgefunden, liegt darin, die genetischen Urprogramme in sich wieder zum Laufen zu bringen, die den Fettstoffwechsel kontrollieren und das Körpergewicht ganz automatisch auf dem Schlankheits-Level halten, den Sie sich so sehr wünschen. Diese Programme sind bei allen Tieren und natürlich auch bei uns Menschen in jeder Zelle installiert, weil die Natur für kein Lebewesen Übergewicht vorgesehen hat. Die genetischen Kontrolleure wurden bei uns nur durch Wohlstand und Überfluss »müde gemacht« und müssen nun wieder reaktiviert und richtig auf Trab gebracht werden. Die Strategie ist ganz einfach und führt Sie binnen weniger Wochen zum Ziel.

Strategie 1: Meiden Sie die größten »Fettnäpfchen«!

Nehmen Sie Abschied von lieben Gewohnheiten, die Ihnen vielleicht gar nicht so wichtig erscheinen, aber doch imstande sind, den gesamten Fettstoffwechsel auszubremsen.

Das sind die neun Feinde Ihrer guten Linie:

Dickmachertrio: Fettes + Süßes + leichtverdauliche Kohlenhydrate

Mit dem fetten Schweinebraten allein wird unser Körper vielleicht noch gut fertig. Sogar mit den Knödeln dazu. Aber wenn wir uns danach noch ein süßes Dessert gönnen, zeigt die Waage am nächs-

Schluss mit dem Jo-Jo-Effekt! Mit strengen Diätkuren, Heißhungerattacken, Abnehmen, Zunehmen, Frust und mieser Stimmung. Es geht auch anders: Mit Hilfe der Erkenntnisse aus der Genforschung können Sie mühelos schlank werden – und es auch bleiben!

ten Tag garantiert mehr an. Denn Süßes steigert den Fetteinbau. Da Fett langsam verdaut wird und lange im Magen bleibt, sollte man mindestens zwei Stunden nach der Mahlzeit auf Süßes verzichten, um den verhängnisvollen Fettspeicherimpuls zu vermeiden.

Late-Night-Dinner

Mit Freunden essen gehen – eine der schönsten Arten, einen Abend zu verbringen. Nur nicht für den Körper. Der möchte eigentlich lieber schlafen, fährt seinen Blutdruck, die Herzfrequenz und den Puls hinunter. Eine üppige Mahlzeit am späteren Abend ist für ihn wie eine nächtliche Ruhestörung. Während wir schlafen, bewegt sich der Nahrungsbrei nur schleppend durch den Darm. Vieles bleibt unverdaut liegen und bildet Stoffwechselschlacken. Zudem nehmen die Speckpolster alles Fett gierig auf. Deshalb sollten Sie bei einem etwas späteren Restaurantbesuch kein Fünf-Gänge-Menü wählen, sondern ein leichtes Essen, das gut verdaulich ist.

Permanentes Essen

Bei jedem kleinen Snack schüttet die Bauchspeicheldrüse das Hormon Insulin aus, das die Nahrungsenergie in Form von Glukose (Zucker) in die Zellen einschleust und darin festhält. Solange viel Insulin im Blut kreist, ist kein Fettabbau möglich. Wer häufig isst – egal wie viel –, hält den Insulinspiegel konstant in figurfeindlicher Höhe.

Radikaldiäten

Jede Abspeckkur senkt die Stoffwechselrate um 15 bis 30 Prozent. Der Körper schaltet auf Notprogramm um und verwertet alle Nahrung doppelt gut. Und sobald man – ausgehungert nach den fetten und süßen Sünden – zur alten Ernährungsweise zurückkehrt, steigt das

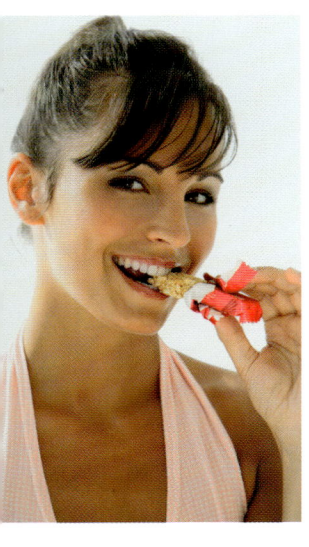

Einen süßen Snack müssen Sie sich nicht verkneifen – aber warten Sie mit der Schleckerei bis zwei Stunden nach der Mahlzeit.

Körpergewicht sofort wieder an, meist noch über das Ausgangsniveau hinaus. Der Jo-Jo-Effekt ist eingetreten.

Stress

Die meisten Menschen versuchen, übermäßige nervliche Belastung durch ein Plus an hochkalorischen Knabbereien zu reduzieren. Die besseren Ausgleichsmaßnahmen, wie Sie in den vorigen Kapiteln schon gelesen haben: Sport, Entspannungsübungen und möglichst täglich an die frische Luft.

Englisches Frühstück

Beliebt, aber ein Superdickmacher: Brötchen, helles Brot plus Wurst, Käse oder Marmelade, dazu noch Spiegeleier mit Speck oder Schinken. Schon beim Kauen werden über Enzyme aus dem Speichel Hormone aktiviert, die freie Bahn für den Einbau in die Fettzellen schaffen. Außerdem steigt der Blutzucker stark an, um dann später tief abzufallen. Heißhunger entsteht und der Stoffwechsel ist für mehrere Stunden völlig aus der Bahn geworfen. Besser: nichts

Autogenes Training ist eine ideale Entspannungsmethode.

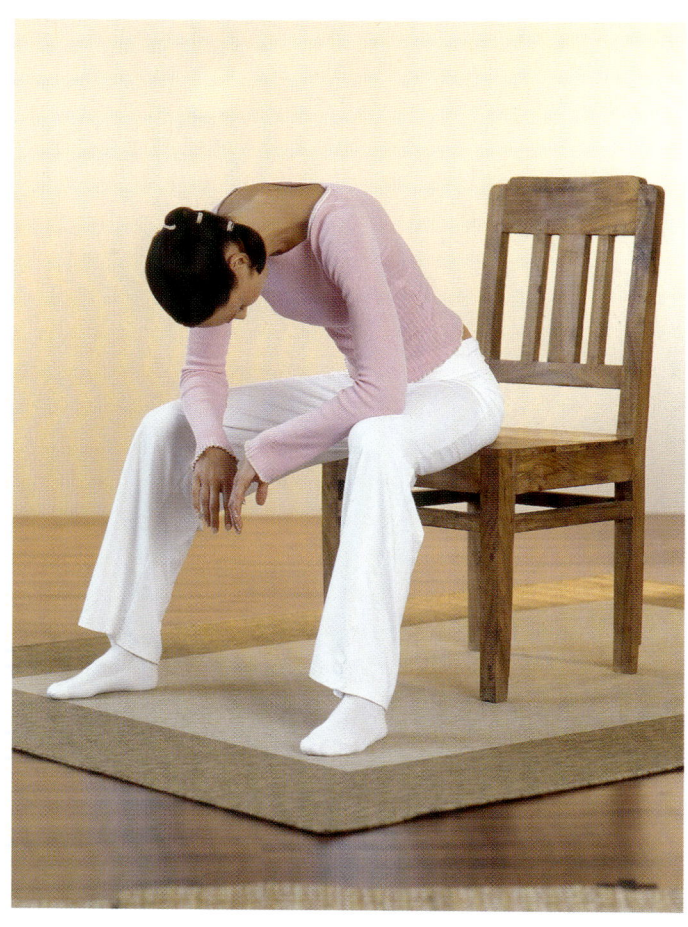

36_Essen Sie genussvoll gesund!

Süßes, auch keine Cornflakes (Achtung, versteckter Zucker!), und nicht zu viel Fettes. Viel besser für den Start in den Tag sind Vollkornbrot oder Müsli.

Schlemmen + Hungern

Wer im Wechsel zu viel und wieder zu wenig isst, programmiert sich auf Heißhunger, denn die aufgeblähten Fettzellen geben einmal Erobertes nicht so leicht wieder ab. Und man züchtet außerdem eine Vielzahl von sogenannten Alpha-2-Rezeptoren auf der Oberfläche der Fettzellen, die nur eine Aufgabe haben: Fett zu horten – besonders an den frauentypischen Problemzonen Hüften, Bauch und Oberschenkel.

Zuckerbomben

Schleckermäulchen können ihnen kaum widerstehen – den süßen Verführern in Gestalt von Torten, Pralinen und Schokolade. Aber: Nichts lässt Fettzellen mehr aufjubeln als diese Kalorienbomben voll weißen Zuckers. Gerade dieser Zucker (der aus Zuckerrohr oder Zuckerrüben gewonnen wird) ist es, den die Fettmoleküle als Transportvehikel benutzen, um direkt in die Depots an Bauch, Beinen und Po zu gelangen.

Vorsicht, Salz!

Salz bindet Wasser, das treibt den Blutdruck in die Höhe und führt zu vermehrter Wassereinlagerung ins Gewebe (den sogenannten Ödemen). Die Folgen übermäßigen Salzkonsums: Der Körper schwemmt auf, der Stoffwechsel gerät aus den Fugen. Statt nachsalzen, lieber Gerichte mit Pfeffer, Gewürzen und frischen Kräutern aufpeppen. Besonders gesund sind Knoblauch, Zwiebel, Schnittlauch, Petersilie und Basilikum. Auf versteckte Salze achten, die sich in größerer Menge in Wurst und Geräuchertem finden.

Strategie 2: Zähmen Sie Ihren Appetit!

Er ist wie ein wildes Tier, das einen mit ganzer Macht überfällt. Und immer dann am heftigsten, wenn man gerade seinem Körper mühsam die Pfunde abringen möchte: der Appetit. Wie Sie diesen Figurkiller zähmen können, haben Wissenschaftler herausgefunden. Das Geheimnis: Befriedigen Sie Ihren Appetit auf smarte Art, anstatt ihn zu unterdrücken und irgendwann völlig von ihm überrollt zu werden, und zwar in Form von Heißhungerattacken, die Ihren kontrollierenden Verstand außer Kraft setzen und Sie auf einmal den ganzen Kühlschrank leer essen lassen.

Wir würden dazu neigen, Tag für Tag nahezu die gleiche Menge an Nahrung aufzunehmen, so Prof. Barbara Rolls, Ernährungswissenschaftlerin an der Pennsylvania State University/USA. Wichtiger als die Nahrungsbestandteile sei das Volumen, also simplerweise die Nahrungsmasse, um das Sättigungsgefühl hervorzurufen und den Appetit zu stoppen. Die Schlussfolgerung lautet daher: Wenn man Lebensmittel (in der gewohnten Menge) zu sich nimmt, die zwar voller Substanz stecken (also hochwertige Stoffe wie Vitamine, Mineralien, Spurenelemente enthalten), dafür aber sehr wenige Kalorien besitzen, kann man seinen Appetit befriedigen, sich satt und zufrieden fühlen, ohne ein Gramm zuzunehmen.

Hier erfahren Sie die besten Ernährungstricks zur vollkommen natürlichen und gesunden Appetitzügelung:

Starke Süppchen

Suppe ruft ein starkes Sättigungsgefühl hervor. Die Gründe: Ihre Augen sehen eine große Portion – das allein macht schon ein bisschen satt. Außerdem belebt der leckere Duft Ihre Sinne und das große Flüssigkeitsvolumen füllt den Magen. Dazu dauert es recht lange, bis die vielen Inhaltsstoffe verdaut sind. Aber bitte verzichten Sie auf cremige

38_Essen Sie genussvoll gesund!

Suppen mit viel Sahne oder Crème fraîche: Das sind Kalorien- und Fettbomben! Ernährungswissenschaftler empfehlen leichte Suppen wie Minestrone, Lauchsuppe oder Gazpacho (kalte Gemüsesuppe). Der Hit unter den Schlankmachersuppen – von Models als absoluter Geheimtipp gehandelt – ist die Kohlsuppe. Kohlgemüse lässt Pfunde purzeln, bis zu zehn in einer Woche, denn Grünkohl, Weißkohl, Blumenkohl oder auch Brokkoli haben eine starke Entschlackungswirkung, heizen den Stoffwechsel an und schmelzen somit Fett- und Zellulitepolster förmlich weg. Das Rezept für eine Kohlsuppe auf italienische Art finden Sie auf S. 53.

Gemüsesaft mit Kraft

»Suppenkasper« können auch zu einem großen Glas Gemüsesaft greifen. Eine Studie der Ernährungswissenschaftlerin Rolls zeigte, dass

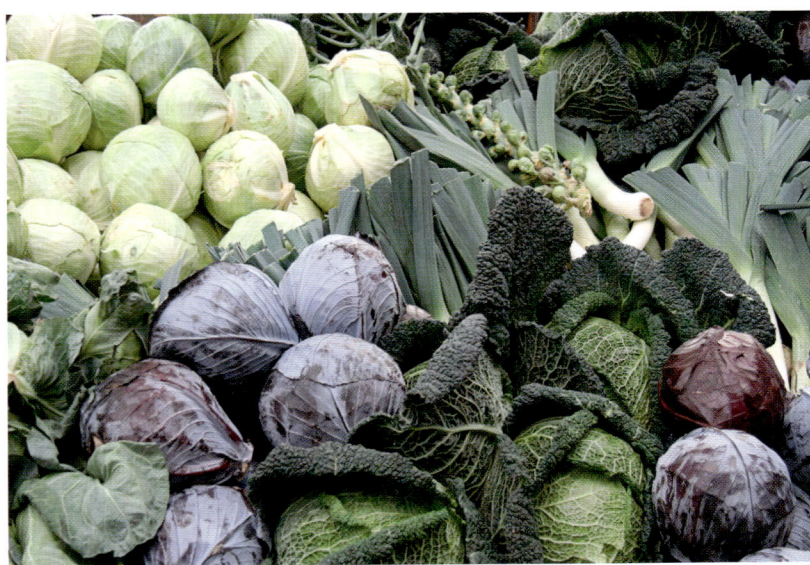

Bauen Sie möglichst täglich frisches Gemüse in Ihren Speiseplan ein – Ihrer schlanken Linie zuliebe.

Versuchsteilnehmer, die vor dem Essen ein großes Glas Gemüsesaft mit 88 Kilokalorien zu sich nahmen, durchschnittlich danach 136 Kilokalorien weniger aßen als diejenigen, die keinen Gemüsesaft vorher tranken. Ein weiterer Vorteil ist, dass Gemüsesäfte (bitte nur aus Bioanbau!) sehr vitamin- und mineralstoffhaltig sind und somit einen echten Kick fürs Immunsystem darstellen. Sie bringen die Körperabwehr auf Trab, regen die Verdauung an und beleben so den gesamten Stoffwechsel.

Heiße Schoten

Britische Wissenschaftler fanden heraus: Das in Paprika- oder Chilischoten enthaltende Capsaicin dämpft den Hunger, stimuliert das Nervensystem sowie den Stoffwechsel und regt stark die Verdauung an. Den Fettzellen wird so eingeheizt, dass sie keine Chance mehr haben, sich festzusetzen.

Kleie, Leinsamen, Haferflocken & Co.

Diese »Ballaststoffe« bringen den Organismus rundum in Topform. Im Darm sind sie aktive Verdauungshelfer – eine wichtige Voraussetzung für eine gute Nahrungsverwertung und einen aktiven Stoffwechsel, der vor allem Fett schnell verbrennen kann. Außerdem kann man viel davon essen, ohne wesentlich Kalorien aufzunehmen. Am besten sollten Sie die mineralstoffreichen Einheizer morgens zum Frühstück zu sich nehmen, z.B. in Magerquark, Joghurt oder einfach in ein Glas Orangensaft mischen. Untersuchungen haben erwiesen, dass so das Sättigungsgefühl bis weit nach Mittag anhalten kann.

Beerenkräfte

Neben ihrem großen Wassergehalt haben saftige Beeren einen hohen Anteil an Ballaststoffen, die sehr sättigend wirken und den Darm in

40_Essen Sie genussvoll gesund!

Nutzen Sie das Angebot der Natur: Frische Beeren sind wahre Power-pakete und wunderbare Süßigkeiten, die nicht dick machen.

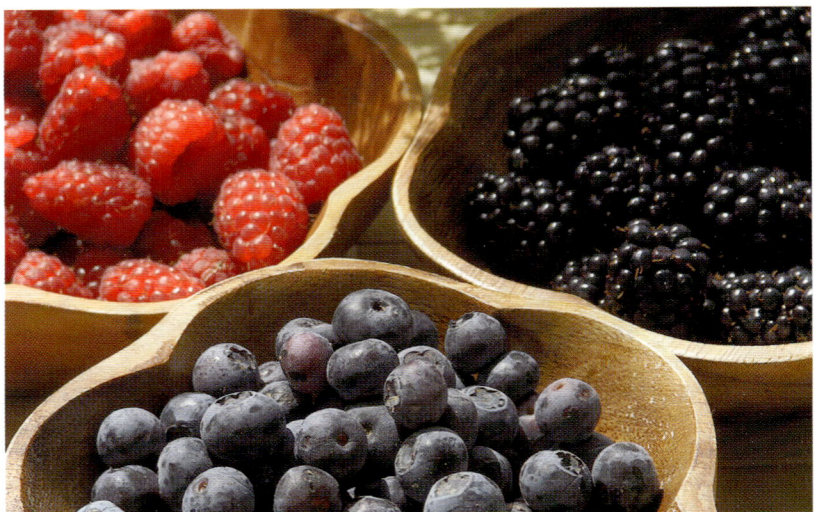

Schwung bringen. Außerdem versorgen Himbeeren, Brombeeren, Heidelbeeren oder Erdbeeren den Körper mit vielen wichtigen Vitaminen, Spurenelementen und sogenannten Nutraceuticals, den sekundären Pflanzenwirkstoffen. Diese Substanzen haben wichtige Funktionen bei der Regulierung des Energiehaushalts, sie unterstützen die Wirkung von Vitaminen und helfen so den Zellen, die Nahrungsbausteine optimal zu verwerten.

Suhsi & Sashimi
Die leckeren Fischdelikatessen aus der feinen Japanküche sind nicht nur der absolute Gourmet-Renner, sondern auch ausgezeichnete Schlankmacher. Der (zumeist) rohe Fisch liefert wertvolle Proteine, die der Körper für den Aufbau von Muskelmasse und zum Abbau von Fett benötigt. Der bei Sushi verwendete Reis erzeugt ein gutes Sättigungsgefühl und wirkt zudem auch noch entschlackend. Darüber

hinaus haben Sushi und Sashimi wenig Kalorien – Sie können kräftig zulangen und sich satt essen. Das Rezept für ein einfaches Sushi- und Sashimi-Gericht finden Sie auf S. 70 f.

Milch-Power

Sie ist das erste Nahrungsmittel, das wir erhalten. Sie sorgt dafür, dass Säuglinge zu kräftigen gesunden Kindern heranwachsen. In kaum einem Nahrungsmittel steckt so viel Substanz wie in der Milch. Sie versorgt Ihren Körper optimal mit vielen wichtigen Nährstoffen und stellt gleichzeitig ein hohes Sättigungsgefühl her. Am besten trinken Sie ein oder zwei Gläser Magermilch vor der Mahlzeit, dann werden Sie sicher nur noch die Hälfte von dem essen, was sich auf dem Teller befindet!

Reistafel

Reis sei das Hauptnahrungsmittel in Kulturen, in denen die Menschen schon immer schlank waren, konstatiert die Ernährungswissenschaftlerin Barbara Rolls. Nach ihren Angaben bieten Paella-Reis, brauner Langkornreis und Wildreis die beste Möglichkeit, viele wertvolle Stoffe aufzunehmen und trotzdem den Körper nicht mit übermäßig vielen Kalorien zu belasten.

 Altbewährter Schlankmachtipp

Legen Sie einmal pro Woche einen Reistag ein. Reis sollte an diesem Tag das Hauptnahrungsmittel sein, aber Sie können durchaus ein paar Früchte oder ein kleines bisschen Fisch (siehe »Sushi & Sashimi«, S. 40 f.) dazugeben. Reis hat eine gut entschlackende Wirkung; er befreit Ihren Körper von unnötigen Substanzen und verhilft so dem Stoffwechsel zu neuer Kraft.

Strategie 3: Aktivieren Sie die körpereigenen Schlankmacher!

Wie gesagt: Jedes Tier – und jeder Mensch – hat einen genetischen Schlankheitscode eingebaut. Man muss ihn nur wieder entdecken und neu stimulieren. Elementare Schaltstellen dafür sind die verschiedenen Zentren unseres Stoffwechsels, in denen die gesamte Regulation unseres Organismus stattfindet (siehe dazu das Kapitel »Frisch und fit durchs Fasten!«, S. 8 ff.).

Wie diese Stoffwechselstationen arbeiten und welche sanften und natürlichen Mittel ihnen auf die Sprünge helfen, zeigen Ihnen die folgenden Abschnitte:

Darm

Der Darm ist eine der ersten und wichtigsten Stoffwechselstationen. Er spaltet die Nahrung in ihre Bestandteile auf: Kohlenhydrate, Fette, Eiweiß, Vitamine, Mineralstoffe und Spurenelemente gelangen durch die Darmschleimhaut in den Blutkreislauf, wo sie zu den Zellen transportiert und für die Energiegewinnung verwertet werden. Wie gut der Organismus mit Nähr- und Vitalstoffen versorgt wird, hängt also ganz wesentlich davon ab, ob die Verdauung im Darm optimal funktioniert. Ungesunde Ernährung mit viel Fett und Zucker lähmt langfristig die Verdauung, Stress und Medikamente (vor allem Antibiotika) ruinieren die Darmflora, die als örtliches Immunsystem den Körper vor Krankheiten schützt.

• **So aktivieren Sie Ihren Darm:** Wichtig ist, dass Sie Ihre Ernährung mehr aus basischer Kost zusammenstellen. Das ist wesentlich gesünder für Ihren Säure-Basen-Haushalt und damit für den Gesamtstoffwechsel. Besonders gut ist Rohkost mit reichlich Salat und Gemüse. Außerdem sollten Sie viel, viel trinken, am besten Kräutertees und Mineralwasser. Zwei bis drei Liter am Tag sind – wie gesagt – ein

Muss, um den Organismus richtig durchzuspülen. Wenn Sie eine Antibiotikabehandlung durchführen mussten, baut eine Regenerationskur mit den »guten« Bakterien Acidophilus, Bifidus und Coli-Keimen die angeschlagene Darmflora wieder auf. Auch Myrrhenextrakt hilft, wenn es mit der Verdauung hapert: Die Natursubstanz lindert Reizungen und macht den Darm wieder aufnahmefähiger für alle wichtigen Nährstoffe.

Leber

Die Leber funktioniert als Entgiftungsfabrik des Körpers. Sie entschärft schädliche Abbauprodukte, die während der Verbrennung im Stoffwechsel anfallen und schleust sie über den Darm oder die Nieren aus. Das Zentrallabor unseres Organismus hat aber noch viele andere Aufgaben: Es baut z. B. Enzyme auf, die für alle biochemischen Abläufe nötig sind, es produziert Hormone und speichert lebenswichtige Vitamine sowie Spurenelemente.

Artischocken unterstützen hervorragend die Fettverdauung.

Fettreiche Ernährung und Alkohol setzen die Leber heftig unter Stress. Sie braucht dringend Entlastung, um ihre Arbeit wieder gut erledigen zu können.

• **So aktivieren Sie Ihre Leber:** Der Gesundheitscocktail für die größte Drüse unseres Körpers besteht aus Mariendistel, Artischocke und Löwenzahn. Mariendistel enthält den Wirkstoff Silymarin. Er schützt die Leberzellen und regt die Bildung neuer Zellen an. Artischockenextrakt kurbelt die Fettverdauung an, fördert den

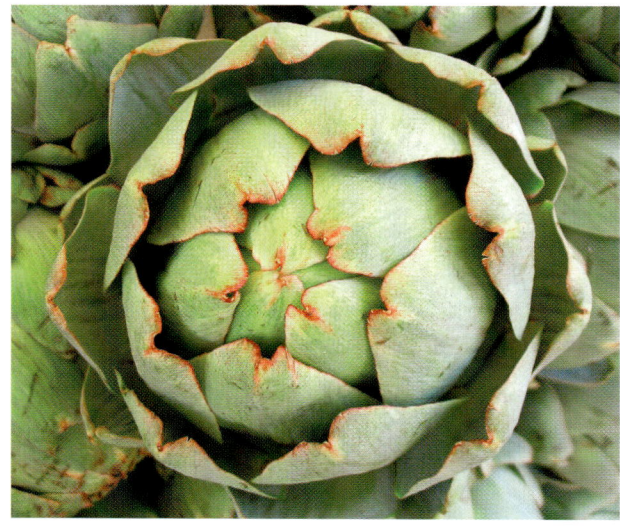

Gallenfluss und hilft, giftige Stoffe schneller auszuleiten. Die Bitterstoffe des Löwenzahns bringen ebenfalls die Gallentätigkeit in Schwung und wirken kräftig beim Entgiften mit. Alle Heilpflanzen gibt es als Saft, Dragees oder Teezubereitungen in der Apotheke. Sehr zu empfehlen zur Leberstärkung sind auch Kombi-Präparate, die neben Heilkräutern auch noch Vitamine (vor allem aus der B-Gruppe) und Spurenelemente enthalten.

Muskeln

Ohne Muskeln läuft nichts. Sie bringen nicht nur uns selbst in Bewegung, sondern machen auch dem Stoffwechsel Beine. Dort haben sie zahlreiche Schlüsselfunktionen, weil in ihnen ein Großteil der Nahrungskalorien verbrannt wird. Und alles, was die Muskeln an Kohlenhydrat- oder Fettmolekülen aufzehren, landet nicht auf den Hüften! Wer dem Winterspeck endgültig Ade sagen möchte, muss also seinen Muskeln Power geben.

• **So aktivieren Sie Ihre Muskeln:** Die besten Kraftstoffe für mehr Muskelleistung und viel Energie sind Eiweißstoffe, vor allem die beiden Aminosäuren L-Carnitin und Kreatin. L-Carnitin verbrennt Fett und wandelt es in reine Energie um. Die Aminosäure transportiert Fettsäuren aus dem Blut in die Zellen, und zwar direkt zu den Mitochondrien, die im Zellinneren wie Energiekraftwerke funktionieren. Unter Mithilfe des Vitalstoffs Coenzym Q werden die Fettsäuren dort so verarbeitet, dass am Ende das sogenannte ATP (Adenosintriphosphat) herauskommt – und das ist reinste Energie! Kreatin ist konzentrierte Muskelkraft. Die Aminosäure wird vor allem von Profisportlern eingenommen, um die Muskeln zu stärken und ihnen mehr Leistung abzuverlangen. Kreatin setzt kurzfristig Energie zur Verbrennung frei. Wer also gezielt Muskeln aufbauen möchte, kann Kreatin als Kautabletten oder Pulver einnehmen (ca. fünf bis acht Gramm pro Tag).

Aber Vorsicht: Bei zu hoher Dosierung oder einer Einnahme von mehr als sechs Wochen können Nebenwirkung wie Erbrechen oder Durchfall auftreten. Außerdem belastet Kreatin dann auch die Nieren und lässt das Gewicht steigen!

Schilddrüse
Die Schilddrüse ist zwar unscheinbar, aber sie leistet lebenswichtige Arbeiten im Stoffwechsel. Vor allem der Energie- und Temperatur-haushalt wird durch die beiden von ihr gebildeten Hormone Thyroxin (T4) und Thyronin (T3) maßgeblich geregelt. Wenn Sie ständig durch-hängen, frieren, sich schlapp und ausgelaugt fühlen, Ihre Haut tro-cken, Ihr Haar spröde und Ihre Leistungskraft am Boden ist, könnten das Zeichen sein, dass mit Ihrer Schilddrüse etwas nicht in Ordnung ist. Dann sollten Sie dringend einen Arzt zur Abklärung Ihrer Be-schwerden aufsuchen.

• **So aktivieren Sie Ihre Schilddrüse:** Zentraler Baustein der beiden Schilddrüsenhormone ist Jod. Deshalb sollten Sie unbedingt zum Sal-zen Jodsalz verwenden. Außerdem ist es ratsam, zweimal pro Woche Seefisch zu essen. Algen- und Seetangpräparate *(Fucus vesiculosus)* kurbeln Ihre Schilddrüse wieder richtig an. Beide Substanzen gibt es rezeptfrei in der Apotheke.

Seefische liefern Ihrer Schilddrüse das wich-tige Jod.

Allerdings sollten Sie vom Arzt vorher eine Schiddrüsenüber-funktion ausschließen lassen, denn diese würde durch diese Pflanzenstoffe verstärkt werden.

Blut und Lymphe
Ungefähr sieben Liter des roten Lebenssafts Blut zirkulieren in

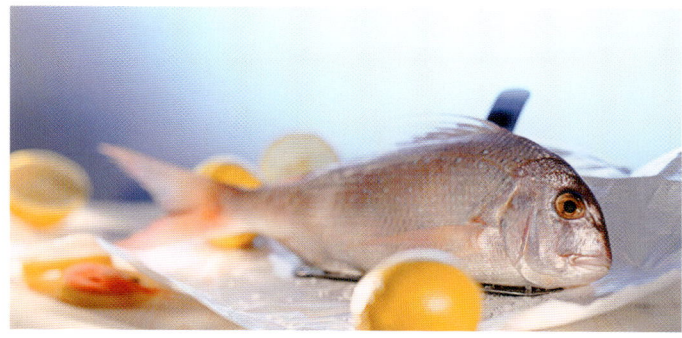

unseren Adern, transportieren lebenswichtigen, frischen Sauerstoff sowie Nährstoffe zu jeder einzelnen Zelle und nehmen verbrauchte Substanzen aus ihnen wieder auf. Der Stoffaustausch spielt sich in winzigen Größenordnungen in den Kapillaren, den feinen Endstromgefäßen des Blutkreislaufs, ab. Kein Wunder also, dass der gesamte Stoffwechsel des Körpers vollkommen davon abhängt, wie gut das Blut zusammengesetzt ist und wie ungehindert es im Gefäßsystem fließt. Doch auch die Lymphe hat enormen Einfluss auf den Stoffwechsel. In den feinen Lymphbahnen werden Schlacken gesammelt und abtransportiert, damit der Organismus nicht von ihnen überschwemmt wird.

• **So aktivieren Sie Ihr Blut und Ihre Lymphe:** Zum Reinigen des Blutes eignen sich Teemischungen aus Wacholderfrüchten, Brennnessel, Birke, Koriander und Mate. Folsäure ist neben vielen anderen Funktionen auch wichtig für die Blutbildung und sollte zur Nahrungsergänzung zusammen mit B-Vitaminen eingenommen werden (ca. 400 Mikrogramm pro Tag). Der Lymphfluss wird wirkungsvoll mit homöopathischen Komplexmitteln angeregt. Diese Präparate erhalten Sie als Tropfen, Tabletten oder Dragees (z. B. Lymphomyosot, Lymphaden, Lymphdiaral, Lymphophön) in der Apotheke.

Nerven

Der Magen, die Muskeln, die Lunge, die Haut – jeder Winkel des Körpers ist über Nervenleitungen vernetzt; jede noch so kleine Aktivität wird über das Nervensystem gesteuert. Erschöpfung, Müdigkeit, Konzentrations- und Gedächtnisschwäche, depressive Verstimmungen, aber auch viele andere Probleme können signalisieren, dass das Nervenkostüm angeschlagen ist.

• **So aktivieren Sie Ihre Nerven:** Eines der bewährten Stärkungsmittel für die Nerven ist Ginseng. Die asiatische Heilwurzel weckt neue

Energieressourcen und bringt die Leistungskraft zurück. Für starke Nerven sorgen außerdem die Vitamine aus dem B-Komplex. Auch die Aminosäure Glutamin ist reine Nervennahrung. Sie belebt den Geist und bringt die grauen Zellen in Fahrt.

Eierstöcke/Hoden

Die Eierstöcke – und beim Mann als Pendant die Hoden – haben im Konzert der Hormone Schlüsselfunktionen und sorgen dafür, dass ausreichend Sexualhormone gebildet werden, die für Lust, Leidenschaft und gute Laune sorgen und Ihnen eine gute Ausstrahlung verleihen.

• **So aktivieren Sie Ihre Eierstöcke/Hoden:** Homöopathische Drüsenstoffwechselpräparate stellen das Gleichgewicht im Hormonsystem wieder her (erhältlich in der Apotheke). Besprechen Sie die Einnahme mit einem homöopathisch geschulten Arzt oder Heilpraktiker. Bei Frauen vermag auch Nachtkerzenöl, die Hormone sanft auf Touren zu bringen und gegen PMS (prämenstruelles Syndrom) und Periodenschmerzen zu helfen. Essen Sie außerdem wie die Asiatinnen und nehmen Sie viel Sojakost (z. B. Tofu, Sojamilch) zu sich. Die in Soja enthaltenen Pflanzenöstrogene sind wertvolle Bausteine für Ihren Zyklus und schützen Sie außerdem noch vor Brustkrebs. Den männlichen Spermien helfen Zinkpräparate auf die Sprünge. Vor allem bei Kinderwunsch sollten Sie sich bezüglich der Einnahme solcher Präparate vom Facharzt beraten lassen.

Die richtige Kost kann Sie bei Ihrem Kinderwunsch unterstützen.

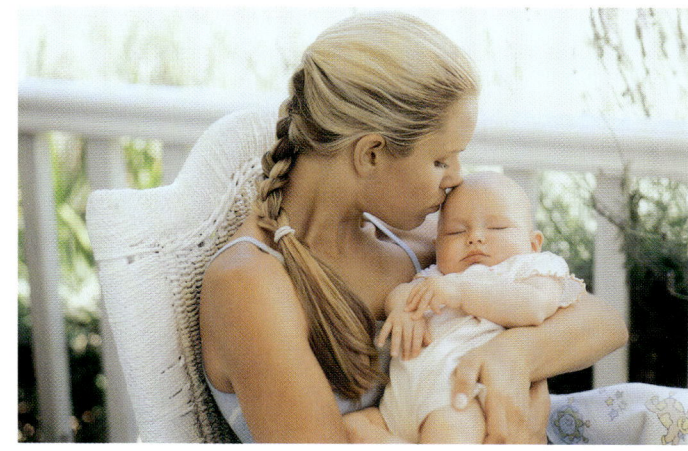

48_Essen Sie genussvoll gesund!

TEST: ERNÄHRE ICH MICH AUSGEWOGEN?

	Ja	Nein
Essen Sie jeden Tag Obst, Gemüse und Salat, bevorzugt aus biologischem Anbau?	❏	❏
Kaufen Sie Ihr Obst und Gemüse stets frisch ein?	❏	❏
Stellen Sie es nach dem »Ampelprinzip« zusammen ?	❏	❏
Essen Sie mindestens zweimal pro Woche Seefisch?	❏	❏
Nehmen Sie mehrmals in der Woche Milchprodukte zu sich (Joghurt, Quark, Milch, Käse)?	❏	❏
Geben Sie Vollkornprodukten (ungeschältem Reis, Vollkornbrot, Müsli) den Vorzug vor Weißmehlprodukten?	❏	❏
Verwenden Sie hochwertige Pflanzenöle für Salate und zum Kochen (Olivenöl, Keimöle)?	❏	❏
Essen Sie ein- bis zweimal pro Woche mageres Fleisch oder Geflügel?	❏	❏
Greifen Sie einmal pro Woche zu Sojaprodukten ?	❏	❏
Trinken Sie mindestens zwei Liter am Tag (Tee, Wasser, verdünnte Säfte)?	❏	❏
Würzen Sie Ihre Speisen mit frischen Kräutern?	❏	❏
Essen Sie regelmäßig Zwiebeln und Knoblauch ?	❏	❏
Gehen Sie sparsam mit Salz um?	❏	❏

Auswertung

- Alle Fragen mit »Ja« beantwortet? Sehr gut! Sie ernähren sich gesund und sind optimal mit wichtigen Nähr- und Vitalstoffen versorgt.

- Zweimal »Nein« angekreuzt? Das sollten Sie ab jetzt ändern!

- Mehr als drei »Nein« erzielt? Sie müssen ganz schnell Ihre Ernährung umstellen, damit Sie sich Ihre Gesundheit erhalten können!

Die zehn häufigsten Ernährungsfehler

• **Mehr als zweimal in der Woche Fleisch:** Hoher Fleischkonsum begünstigt Stoffwechselerkrankungen wie Rheuma, da die Bildung ungesunder Fettsäuren (z. B. Arachidonsäure) gefördert wird, was zu verstärkten Entzündungsprozessen im Körper führen kann.

• **Viel tierisches Fett,** z. B. in Wurst: Nahrung, die reich an Cholesterin und Triglyceriden ist – beispielsweise Butter, Käse, Sahne, Ei –, erhöht die Gefahr von Gefäßablagerungen und Übergewicht.

• **Viel Zucker:** Vor allem weißer Zucker fördert Stoffwechselstörungen wie Diabetes und steigert das Kariesrisiko.

• **Regelmäßiger Alkoholkonsum:** Wein und Bier in Maßen sind der Gesundheit keineswegs abträglich. Vor allem Rotwein gilt als echter Jungbrunnen. Mehr als zwei Gläser am Tag belasten jedoch die Leber und rauben dem Organismus wertvolle Nährstoffe.

• **Viel Salz:** Hoher Salzkonsum lässt den Blutdruck steigen und kann zu Störungen im Flüssigkeitshaushalt des Körpers führen.

• **Regelmäßig Fastfood:** Es enthält sehr häufig eine hohe Konzentration versteckter Fette und Zucker, führt dem Körper aber zu wenige Nährstoffe zu, was das Risiko für Mangelerscheinungen erhöht.

• **Viel Konservenkost:** Lebensmittel aus der Dose enthalten meist zu wenig Vitamine und senkundäre Pflanzenwirkstoffe, was zu einer Schwächung von Stoffwechsel und Immunsystem führen kann.

• **Zu oft Weißmehlprodukte:** Weißbrot, Kuchen und Kekse lassen die Verdauung erlahmen und fördern Verstopfung.

• **Zu wenig trinken:** Wer regelmäßig weniger als zwei Liter Flüssigkeit trinkt, belastet Stoffwechsel und Nieren. Dies erhöht das Risiko, dass Schadstoffe nicht mehr ausreichend aus dem Körper gespült werden.

• **Zu viel Kaffee:** Mehr als zwei bis drei Tassen am Tag entziehen dem Körper Flüssigkeit, beschleunigen den Herzschlag und treiben den Blutdruck in die Höhe.

Mediterran und asiatisch schlemmen

Auf den folgenden Seiten finden Sie Feines und Leckeres aus der mediterranen und der asiatischen Küche. Warum ausgerechnet Essen vom Mittelmeer und aus Fernost? Aus einem einfachen Grund: Die ursprüngliche Küche von Ländern wie Italien, Japan, Thailand und China gilt als besonders gesund.

Vorteile der mediterranen und asiatischen Küche

• Sowohl in mediterranen Ländern wie auch in Fernost steht Gemüse ganz hoch im Kurs, das in konzentrierter Form pflanzliche Vitalstoffe liefert. Außerdem wird das Gemüse besonders schonend zubereitet, die wertvollen Stoffe bleiben erhalten. Typisch für China oder Thailand ist die Zubereitung im Wok. Eine Zeitlang war den Chinesen das Garen ihrer Speisen in dieser speziellen orientalischen Pfannenform sogar per Gesetz vorgeschrieben – und zwar aus gesundheitlichen Gründen. Das macht durchaus Sinn, denn im Wok werden die Zutaten nur kurz, dafür aber sehr stark erhitzt. Dadurch bleiben alle Inhaltsstoffe geschont und verlieren ihre Wirkung nicht.

• Auch frische Kräuter und Gewürze finden in der Mittelmeerküche sowie der asiatischen Küchentradition reichlich Verwendung – und das nicht nur für den Geschmack, sondern um die wertvollen Spurenelemente, Mineralien und Vitamine zu nutzen. Basilikum, Petersilie, Schnittlauch, Thymian, Rosmarin, Majoran, Koriander, Salbei, Dill und Zitronengras sind nur ein paar der Kräuterklassiker, die den Gerichten ihre besondere Geschmacksnote verleihen. Die asiatische Gesundheitswurzel schlechthin ist Ingwer. Sie fördert die Verdauung, stärkt das Immunsystem und regt den Stoffwechsel an. Ebenfalls in Asien, aber auch am Mittelmeer hoch im Kurs: Knoblauch. Die Knolle hat viele positive Effekte und vermag Herz und Gefäße zu schützen.

• Ein großes Gesundheitsplus der asiatischen Küche ist der häufige Verzehr von Sojakost, z.B. in Form von Tofu oder anderen Zuberei-

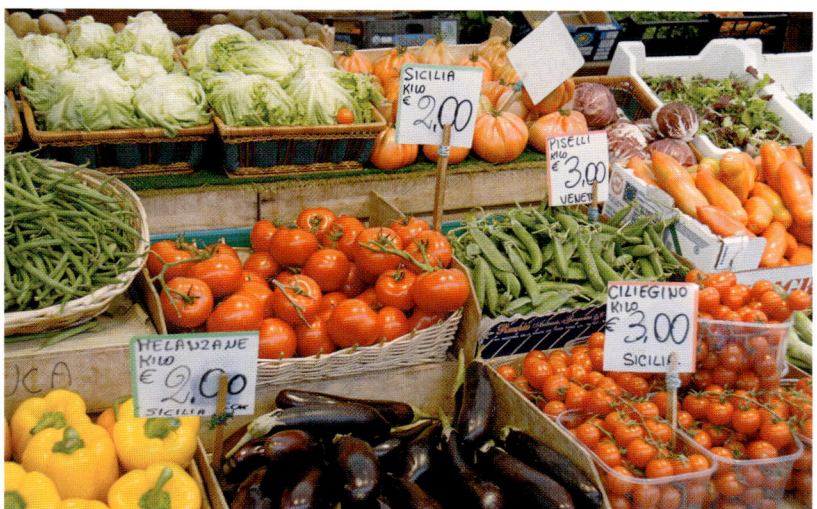

Die mediterrane sowie die asiatische Küche zeichnen sich vor allem durch die Verwendung frischer und äußerst gesunder Zutaten aus.

tungen. Soja enthält viel pflanzliches Eiweiß, das vom Organismus gut verwertet werden kann. Besonders wertvoll für Frauen sind auch die sogenannten Phytoöstrogene (Pflanzenöstrogene), die im weiblichen Stoffwechsel eine positive Wirkung entfalten und den Hormonhaushalt auf sanfte Weise zu regulieren vermögen.

• Der Gesundheitsrenner im mediterranen Raum ist das Olivenöl. Besonders das schonend hergestellte, kalt gepresste, native Ölivenöl gilt als Fitmacher für den Organismus, da es hochwertige ungesättigte Fettsäuren enthält, die zahlreiche Funktionen im Stoffwechsel haben und als wichtige Bausteine von den Zellen genutzt werden.

• Beiden Küchentraditionen zu eigen ist ein relativ sparsamer Verzehr von Fleisch. Dafür kommt regelmäßig frischer Seefisch auf den Tisch. Ebenfalls ein wichtiger Bestandteil der asiatischen Küche ist Geflügelfleisch, das zumeist fettarm und deshalb für den Organismus besonders bekömmlich ist.

Köstliche Speisen vom Mittelmeer

Suppen

Minestrone

Zutaten

1 kleine Zwiebel, 2 Knoblauchzehen, Pflanzenöl, etwas Instant-Gemüse-brühe, 1 Stange Staudensellerie, 1 kleine Zucchini, 1 kleine Lauchstange, 100 g Brokkoli, 1 Möhre, 2 kleine Kartoffeln, 1 große Fleischtomate, Salz, Pfeffer, frische Gartenkräuter (z. B. Dill, Petersilie, Schnittlauch, Lieb-stöckel, Basilikum)

Zubereitung

Die Zwiebel abziehen und fein würfeln. Die Knoblauchzehen eben-falls abziehen und in feine Scheiben schneiden. Etwas Pflanzenöl in einen Topf geben, Zwiebeln und Knoblauch darin kurz andünsten. Etwa ¾ Liter Wasser zugießen, die Gemüsebrühe dazugeben und die Flüssigkeit zum Kochen bringen. Sellerie, Zucchini, Lauch und Brok-koli waschen, putzen und das Gemüse in feine Scheiben schneiden. Die Möhre putzen, die Kartoffen schälen und beides ebenfalls klein schneiden. Die Fleischtomate kurz mit kochendem Wasser überbrü-hen, häuten und würfeln. Alles Gemüse nun in den Topf geben und ca. 15 Minuten bei kleiner Temperatur köcheln lassen. Die Suppe mit Salz und Pfeffer kräftig abschmecken und in die Teller füllen. Zum Schluss die frischen, klein gehackten Gartenkräuter darüber streuen.

Tomatensuppe mit Basilikum

Zutaten

1 kleine Zwiebel, etwas Pflanzenöl, 400 g vollreife Fleischtomaten (alter-nativ 1 Dose Tomaten in kleinen Stücken), Instant-Gemüsebrühe, Salz, Pfeffer, 2 EL saure Sahne (oder Crème fraîche), 2 TL Sherry, einige frische Basilikumblätter

Zubereitung

Die Zwiebel abziehen, in kleine Würfel schneiden und in etwas Pflanzenöl goldgelb anbraten. Die Fleischtomaten kurz mit kochendem Wasser überbrühen, die Haut abziehen und das Tomatenfleisch durch ein grobes Sieb pressen. (Wenn Sie keine frischen Tomaten haben oder es schnell gehen muss, können Sie alternativ auch die Tomaten aus der Dose verwenden.) Die Tomaten zu den Zwiebeln geben. Nun diese Mischung mit ¼ bis ½ Liter Wasser aufgießen und etwas Instant-Gemüsebrühe dazugeben. Die Suppe ca. 10 Minuten köcheln lassen, mit Salz und Pfeffer abschmecken. Die saure Sahne bzw. Crème fraîche mit dem Sherry verrühren. Die Suppe in die Teller verteilen, jeweils einen Klecks Sherrysahne in die Mitte geben und mit den etwas zerkleinerten Basilikumblättern bestreuen.

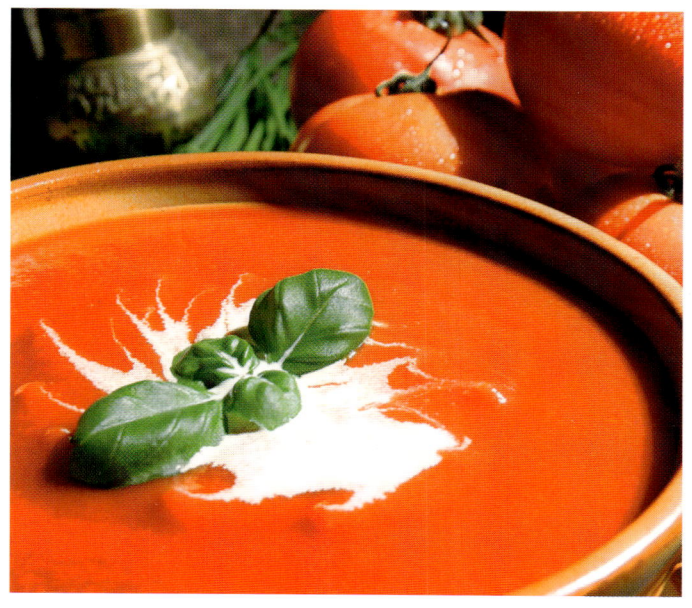

Köstliche Vorspeise: die Tomatensuppe mit Basilikum

Mittelmeer-Kohlsuppe

Zutaten

1 kleine Zwiebel, 2 Knoblauchzehen, etwas Pflanzenöl, 1 große Fleischtomate, 200 g Weißkohl, je 1 kleine rote und gelbe Paprika, 1 kleine Stange Sellerie, 1 Möhre, 100 g Brechbohnen, Instant-Gemüsebrühe, 1 Zweig Thymian, 1 Zweig Rosmarin, 3 Salbeiblätter, ca. 10 entsteinte schwarze Oliven, Salz, Pfeffer

Zubereitung

Die Zwiebel und die Knoblauchzehen abziehen, klein schneiden und in etwas Pflanzenöl anschwitzen. Die Fleischtomate kurz mit kochendem Wasser überbrühen, die Haut abziehen und das Tomatenfleisch in Würfel schneiden. Den Weißkohl waschen, putzen und in schmale Streifen schneiden. Das restliche Gemüse ebenfalls waschen, putzen und klein schneiden. Alles in einen Topf geben und mit etwas Pflanzenöl kurz andünsten. Zwiebeln, Knoblauch und Tomaten untermischen. Mit ¾ bis 1 Liter Wasser auffüllen und etwas Instant-Gemüsebrühe dazugeben. Thymian, Rosmarin und Salbei zusammenbinden und in den Topf hängen. Die Suppe ca. 10 Minuten köcheln lassen, in den letzten 2 Minuten noch die Oliven dazugeben, dann alles kräftig mit Salz und Pfeffer abschmecken und in Tellern anrichten.

Salate

Bunter Salatteller mit Putenstreifen

Zutaten

100 g Putenschnitzel oder Putenbrust, Pflanzenfett, Kräutersalz, Muskatnuss, mildes Paprikapulver, 1 Chicoréestaude, 1 kleine Salatgurke, ca. 10 Cocktailtomaten, 1 gelbe Paprika, 2 Salatherzen, ca. 50 g Sprossen, frische Gartenkräuter nach Wahl, Olivenöl, Balsamicoessig, Salz, Pfeffer

Zubereitung

Das Putenschnitzel in feine Streifen schneiden und in Pflanzenfett in der Pfanne anbraten, bis sie ganz durch sind. Aus der Pfanne nehmen, auf Küchenpapier abtropfen lassen und mit Kräutersalz, Muskatnuss und mildem Paprika würzen. Während das Fleisch auskühlt, das

Gemüse und die Salatherzen waschen, putzen bzw. verlesen. Paprika in Streifen, die Gurke in Scheiben schneiden. Alles auf einem großen Teller anrichten – Chicorée- und Salatblätter nach außen legen, darauf Gurkenscheiben verteilen, Tomaten und Paprikaschnitze sorgen für weitere Farbtupfer. Nun das Fleisch darauf setzen und mit den Sprossen und den klein gehackten Kräutern garnieren. Aus Olivenöl, Balsamicoessig, Salz und Pfeffer ein Dressing anrühren und darüber träufeln.

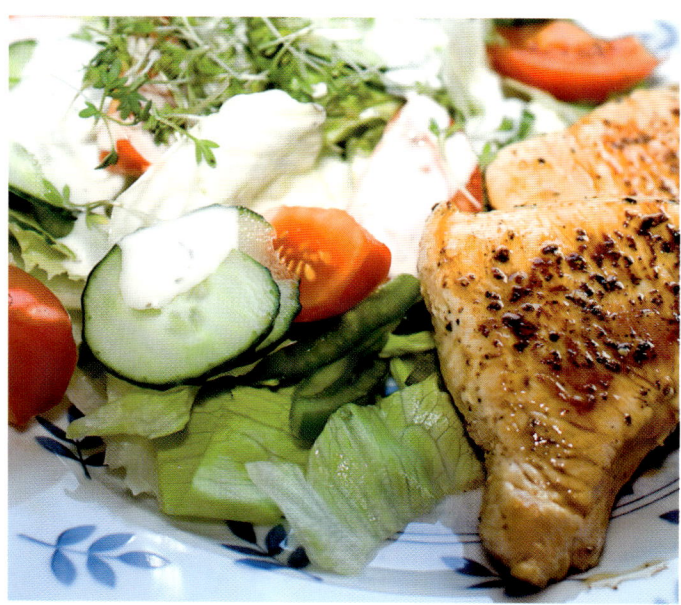

Reissalat mit Thunfisch

Zutaten

1 Tasse Naturreis, 3 Lauchzwiebeln, ca. 10 Cocktailtomaten, 3 EL Kapern, ca. 10 entkernte schwarze Oliven, frische Gartenkräuter (z. B. Petersilie, Liebstöckel, Schnittlauch), 2 Dosen weißer Thunfisch im eigenen Saft, 2 EL Sonnenblumen- oder Distelöl, 2 EL Olivenöl, 2 EL weißer Balsamicoessig, Kräuterwürzsalz, Pfeffer

Wer keine Putenbrust bekommt, kann diesen bunten Salatteller auch gut mit Hühnerfleisch zubereiten.

Zubereitung

Den Naturreis nach Packungsanleitung kochen und abkühlen lassen. Unterdessen die Lauchzwiebeln klein schneiden, die Cocktailtomaten halbieren und beides mit Kapern und Oliven in eine Schüssel geben. Mit den klein gehackten frischen Kräutern mischen. Den Thunfisch abtropfen lassen und dazugeben. Verwenden Sie weißen Thunfisch im eigenen Saft, ohne Öl. Es gibt inzwischen Hersteller, die garantieren, dass der Thunfisch nicht mit Netzen gefangen wurde, die Delphinen gefährlich werden könnten (achten Sie auf das entsprechende Siegel). Öle und Balsamicoessig unterrühren, mit Kräuterwürzsalz und Pfeffer kräftig würzen. Das Ganze mit dem Reis vermischen und den Salat vor dem Servieren noch mindestens 30 Minuten lang durchziehen lassen.

Griechischer Schafskäsesalat

Zutaten

2 große Fleischtomaten, 1 große Salatgurke, ca. 15 entsteinte schwarze und grüne Oliven, 2 kleine rote Zwiebeln, 150 g griechischer Schafskäse in Salzlake, 2 EL Balsamicoessig, 4 EL Olivenöl, Gewürzsalz, Pfeffer, frische Gartenkräuter nach Wahl

Es gibt eine Vielzahl verschiedener Tomatensorten. Welche Sie verwenden, hängt letztendlich von Angebot und Ihren eigenen Vorlieben ab.

Zubereitung

Die Tomaten und die Salatgurke waschen und in mundgerechte Stücke schneiden. Zusammen mit den Oliven in eine Schüssel geben. Die Zwiebeln abziehen und in schmale Ringe schneiden, den Schafskäse abtropfen lassen und klein würfeln. Zwiebeln und Käse ebenfalls in die Schüssel geben. Aus Balsamicoessig, Olivenöl Gewürzsalz und Pfeffer ein Dressing rühren, über den Salat geben, alles vermengen und nochmals abschmecken. Die Gartenkräuter klein hacken und darüber streuen.

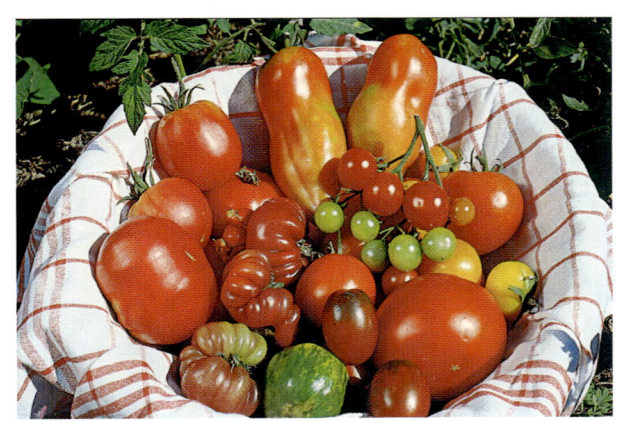

Gemüse, Nudeln & Ei

Zucchinigratin

Zutaten

2 große Kartoffeln, Salz, Pflanzenfett, 1 Gemüsezwiebel, 2 mittelgroße Zucchini, 2 Eier, ¼ l Milch, 4 EL saure Sahne oder Crème fraîche, Kräuterwürzsalz, Pfeffer, 1 Zweig Thymian, 1 Zweig Rosmarin, frische oder getrocknete Oreganoblätter, 4 EL geriebener Emmentaler oder Parmesan

Zubereitung

Die Kartoffeln schälen, in ca. 1,5 Zentimeter dicke Scheiben schneiden und 10 Minuten in etwas Salzwasser kochen. Währenddessen eine Gratinform dünn mit Pflanzenfett ausstreichen. Die Gemüsezwiebel abziehen, in Ringe schneiden und die Form damit auslegen. Zucchini waschen, in Scheibchen schneiden und abwechselnd mit den angekochten Kartoffeln ziegelartig in die Form schichten. Eier, Milch und saure Sahne bzw. Crème fraîche verrühren. Die Mischung mit Kräuterwürzsalz, Pfeffer und den klein gehackten Küchenkräutern würzen. Das Ganze über den Auflauf gießen. Den geriebenen Käse darüber streuen. Das Gratin im Backofen bei ca. 200 °C etwa 20 Minuten lang backen. Das Gericht ist fertig, wenn der Käse zerlaufen ist und sich eine goldbraune Kruste gebildet hat.

Tipp

Kräutersalz besteht aus wertvollem Meersalz und vielen getrockneten Kräutern. Dadurch erhält es eine große Würzkraft, ohne viel Salz zu verwenden. Es ist deshalb dem normalen Speisesalz vorzuziehen, weil man Salz sparen kann und das Essen trotzdem würzig schmeckt.

Nudelterrine Toscana

Zutaten

1 große Gemüsezwiebel, 2 Knoblauchzehen, Pflanzenfett, 2 Möhren, ¼ Petersilienwurzel, 1 große Scheibe Sellerie, 2 große Fleischtomaten, Kräuterwürzsalz, Pfeffer, 1 Zweig frischer Rosmarin, 300 g Vollkornnudeln, 4 EL geriebener Parmesan

Zubereitung

Die Gemüsezwiebel und die Knoblauchzehen abziehen, klein schneiden und in wenig Pflanzenfett anbraten. Die Möhren waschen, schälen und in kleine Stifte schneiden. Petersilienwurzel und Sellerie putzen und klein schneiden. Alles zu den Zwiebeln geben. Die Fleischtomaten kurz mit kochendem Wasser überbrühen, die Haut abziehen und das Tomatenfleisch klein schneiden. Die Tomaten der Gemüsemischung zufügen und kräftig umrühren. Mit Kräuterwürzsalz, Pfeffer und dem klein gehackten Rosmarin würzen. Das Ganze ca. 15 Minuten bei niedriger Temperatur köcheln lassen. In der Zwischenzeit die Vollkornnudeln nach Packungsanleitung kochen. Wenn sie »al dente« sind, abgießen und in tiefen Tellern anrichten. Die Sauce über den Nudeln verteilen. Nach Geschmack frischen Parmesan über die Nudelterrine streuen.

Crêpes mit Pilzfüllung

Zutaten

3 Eier, 7 EL Vollkornmehl, etwas Mineralwasser, 400 g frische Pilze, 1 Gemüsezwiebel, Pflanzenfett, frischer Schnittlauch, frische Petersilie, Kräuterwürzsalz, 2 EL saure Sahne, 1 kleiner Salatkopf, Saft von ½ Zitrone

Zubereitung

Mit dem Mixstab aus den Eiern, dem Vollkornmehl und etwas Mineralwasser (es sollte Kohlensäure enthalten, dann wird der Teig lockerer) einen Crêpes-Teig herstellen. Den Teig etwas ruhen lassen, währenddessen die Füllung vorbereiten. Verwenden Sie dazu Pilze nach Jahreszeit und Ihrer persönlichen Vorliebe, z. B. Austernpilze, Champignons, Pfifferlinge oder Steinpilze. Die Pilze putzen und waschen, die Zwiebel abziehen und in kleine Würfel schneiden. In einer Pfanne etwas Pflanzenfett erhitzen und die Zwiebelwürfel darin anbraten. Die Pilze dazugeben und 10 Minuten bei kleiner Hitze garen lassen. Die Füllung mit klein gehackten Kräutern, Kräuterwürzsalz und etwas Sauerrahm abschmecken und warm stellen. In einer beschichteten Pfanne oder auf einem Crêpes-Eisen die kleinen Pfannküchlein zubereiten und mit den Pilzen füllen. Den Salat waschen, verlesen und nur mit etwas Zitronensaft aromatisieren, so kommt der feine Pilzgeschmack der Crêpes besser zur Geltung. Die Crêpes mit dem Salat garnieren und servieren.

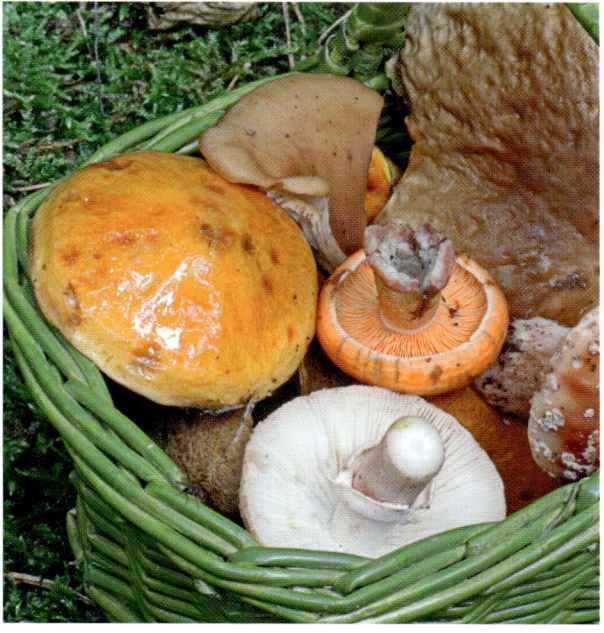

Wenn Sie sich auskennen, können Sie im Herbst die Pilze für Ihre Crêpes selbst sammeln.

Fisch & Meeresfrüchte

Seezunge mit wildem Reis
Zutaten:
2 Tassen Wildreis, 2–3 Seezungenfilets, Saft von 1 Zitrone, Salz,
1 Zwiebel, Pflanzenfett, 2 EL saure Sahne, frischer Dill, 2 Möhren,
200 g Feldsalat, 2 EL Olivenöl, 2 EL Balsamicoessig, Pfeffer

Zubereitung:

Den Wildreis nach Packungsvorschrift kochen und währenddessen die Seezungenfilets vorbereiten. Die Fischstücke mit etwas Zitronensaft beträufeln und sparsam mit Salz würzen. Die Zwiebel abziehen und in feine Scheiben schneiden. Eine Auflaufform mit etwas Pflanzenfett ausstreichen. Den Boden der Form mit den Zwiebelscheiben auslegen, den gekochten Reis darauf geben und obenauf die Fischfilets. Den Fisch mit etwas saurer Sahne bestreichen und mit klein gehacktem Dill bestreuen. Die Form mit einem Deckel oder Alufolie verschließen. Das Gericht ca. 20 Minuten im Backofen bei 250 °C (Gas Stufe 3) garen. In der Zwischenzeit die Möhren putzen und fein hobeln. Den Feldsalat gut waschen und verlesen. Aus Olivenöl, Balsamicoessig, Salz und Pfeffer ein Dressing herstellen. Die Möhren und den Feldsalat mischen und mit dem Dressing anrichten. Zu den fertigen Fischfilets reichen.

Dorade in mediterranem Gemüsebett

Zutaten

2 Doraden à ca. 300 g, Salz, Pfeffer, 2 Schalotten, 6-8 Knoblauchzehen, 5 Rispentomaten, 1 kleine Zucchini, 1 Fenchelknolle, Pflanzenfett, 1 Zweig Rosmarin, 1 Zweig Thymian, ein paar Salbei- und Basilikumblätter, 2 EL Olivenöl

 Tipp

Ob der Fisch auch wirklich gar ist, können Sie anhand der Rückenflosse überprüfen. Lässt sich diese leicht herausziehen, ist der Fisch auf den Punkt gebraten. Er sollte nicht länger im Ofen bleiben, da er sonst nur trocken wird.

Zubereitung

Die Doraden mit kaltem Wasser abspülen, trockentupfen und innen und außen mit Salz und Pfeffer würzen. Die Schalotten abziehen und in Ringe schneiden, die Knoblauchzehen abziehen und in Scheiben schneiden. Die Rispentomaten waschen und vierteln, die Zucchini und den Fenchel waschen, putzen und in Scheiben schneiden. Den Backofen auf 180 °C vorheizen. Etwas Pflanzenfett in eine Pfanne geben und Schalotten und Knoblauch darin anbraten. Tomatenviertel, Zucchini- und Fenchelscheiben dazugeben und das Gemüse kurz mitdünsten.

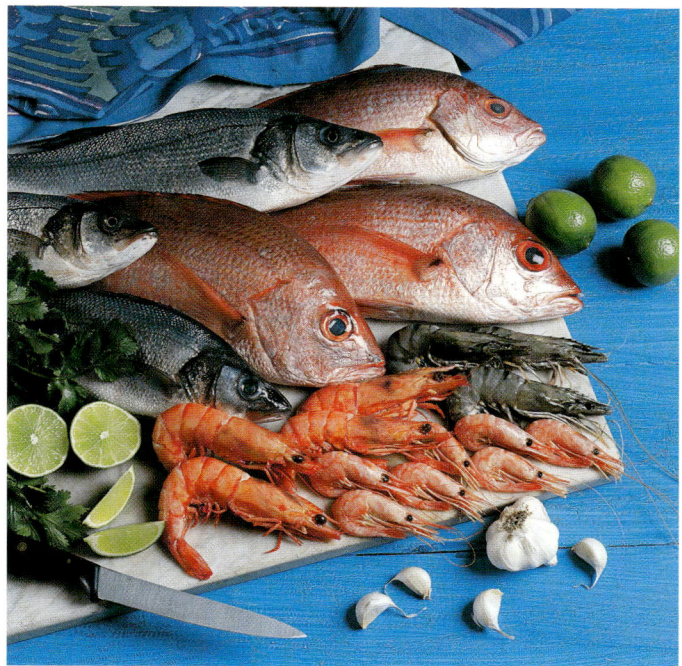

Alles in einen Bräter füllen. Die Kräuter zu 2 Sträußchen binden und auf das Gemüse legen. Anschließend die Doraden aufs Gemüsebett legen und mit dem Olivenöl beträufeln.
Im Ofen bei 180 °C 15 bis 25 Minuten garen.

Frischen Fisch sollten Sie auf jeden Fall nur bei einem Händler Ihres Vertrauens kaufen.

Hummerkrabben in Rotwein

Zutaten

1–2 EL Butter, 6–8 Hummerkrabben, 4 Knoblauchzehen, 1 kleines Sträußchen Petersilie, 1 kleine Dose geschälte Tomaten, 1 EL Olivenöl, ⅛ l trockener Rotwein, Salz, Pfeffer, Salatblätter und Zitronenscheiben zum Garnieren

Zubereitung

Die Butter in einer Pfanne erhitzen und die geputzten Hummerkrabben darin kurz andünsten, dann herausnehmen. Die Knoblauchzehen abziehen und klein schneiden, die Petersilie waschen und fein hacken, die Dosentomaten grob zerkleinern. Alles in die Pfanne geben und ca. 5 Minuten lang im heißen Olivenöl dünsten, dann mit dem Rotwein ablöschen, mit Salz und Pfeffer würzen. Die Hummerkrabben auf den Salatblättern anrichten und die Teller mit Zitronenscheiben garnieren.

Fleisch & Geflügel

Lammkoteletts mit Artischocken

Zutaten

4 junge, zarte Artischocken, Saft von 1 Zitrone, Pflanzenfett, ⅛ l trockener Weißwein, 4 Lammkoteletts (à ca. 100 g), 3 EL Olivenöl, 2 Knoblauchzehen, 1 Zweig Thymian, 1 Zweig Rosmarin, Salz, Pfeffer

Zubereitung

Stängel und Blattspitzen der Artischocken abschneiden und sofort etwas Zitronensaft auf die Schnittflächen träufeln, damit sie nicht braun werden. Etwas Pflanzenfett in einem großen Topf erhitzen und die Artischocken darin anbraten. Den Wein angießen und so viel Salzwasser zugeben, bis die Artischocken gut bedeckt sind. Den Topf gut verschließen und die Artischocken bei mittlerer Hitze ca. 30 Minuten dünsten. Die Artischocken sind gar, wenn sich die Blätter leicht lösen lassen. In der Zwischenzeit die Lammkoteletts zunächst vom Fettrand befreien und dann in der Pfanne in heißem Olivenöl von beiden Seiten knusprig braun braten. Die Knoblauchzehen abziehen und fein scneiden. Thymian- und Rosmarinblätter sowie den Knoblauch zum Fleisch geben und kurz mitbraten. Mit Salz und frisch gemahlenem

Pfeffer abschmecken, den Bratenfond mit 3 bis 4 Esslöffel Weißwein-sud ablöschen. Die Artischocken und die Lammkoteletts auf einem Teller zusammen anrichten und die Sauce darüber geben.

Saltimbocca alla Romana

Zutaten

4 dünne Kalbsschnitzel, 4 Scheiben roher Schinken, 4 frische, große Salbeiblätter, 2 EL Butter, ⅛ l trockener Weißwein, Salz, Pfeffer aus der Mühle

Zubereitung

Die Kalbsschnitzel mit dem Fleisch-klopfer ganz vorsichtig flach klopfen. Auf jedes Schnitzel zunächst 1 Scheibe Schinken und dann 1 Salbeiblatt legen. Alles jeweils mit einem Holzzahnstocher fest-stecken. In einer großen Pfanne die Butter zerlas-sen, aber nicht bräunen.

Die Kalbsschnitzel mit der Schinkenseite nach unten in die Pfanne geben, 2 Minuten lang braten. Wenden und noch einmal ca. 1 Minute lang braten. Die Schnitzel herausnehmen und auf einer vorgewärmten

Salbei – ein heilsames Kraut, das auch noch wunderbar schmeckt

Tipp

Zu Saltimbocca passen gut grüne Bandnudeln oder Reis. Sie können jedoch auch nur einige Scheiben Vollkornbaguette dazu reichen.

Platte warm halten. Den Bratfond mit dem Weißwein ablöschen, mit Salz und frisch gemahlenem Pfeffer würzen und kurz aufkochen lassen. Die Schnitzel auf einem Teller anrichten, die Sauce darüber gießen.

Gefüllte Hähnchenbrust

Zutaten

2 Hähnchenbrustfilets (à ca. 200 g), 150 g (Büffel-)Mozzarella, 2 Zweige frischer Majoran, Salz, Pfeffer, 100 g Parmaschinken, ⅛ l trockener Weißwein, 2 Schalotten, 2 Fleischtomaten, 1 kleine Dose weiße Bohnen, 3 EL Olivenöl

Zubereitung

Den Backofen auf 180 °C vorheizen. Die Hähnchenbrustfilets mit Küchenpapier abtupfen, Sehnen auslösen und mit einem scharfen Messer eine Längstasche in das Fleisch schneiden. Den Mozzarella in 4 Scheiben teilen und jeweils 2 Scheiben in eine Filettasche legen. Einige Majoranblätter dazugeben und das Fleisch mit Salz und Pfeffer würzen. Die Filets jeweils mit Parmaschinken umwickeln und das Ganze mit Holzzahnstochern feststecken. Das Fleisch in einen Bräter legen, den Weißwein angießen und im Ofen bei 180 °C ca. 30 Minuten garen. In der Zwischenzeit die Schalotten abziehen und klein schneiden. Die Tomaten kurz mit kochendem Wasser überbrühen, häuten und das Tomatenfleisch würfeln. Die Bohnen abtropfen lassen. Das Olivenöl in einer Pfanne erhitzen und die Schalotten darin anschwitzen. Die Tomaten und die Bohnen dazugeben. Alles 4 bis 5 Minuten garen, dann das Fleisch aus dem Ofen nehmen und auf den vorgewärmten Tellern anrichten. Den Weißweinsud zur Tomaten-Zwiebel-Bohnen-Mischung geben, vermischen und neben den Hähnchenfilets auf den Tellern platzieren.

Köstliche Speisen aus dem Morgenland

Suppen

Seidentofusuppe

Zutaten

1 Lauchzwiebel, 2 Zweige frischer Koriander, 2 Knoblauchzehen, 1 TL Pflanzenöl, 2 EL asiatische Fischsauce, etwas Instant-Gemüsebrühe, 100 g Schweinehackfleisch, Salz, Pfeffer, 200 g Seidentofu

Frischen Koriander bekommen Sie am besten in Asia-Läden. Ersatzweise können Sie Petersilie verwenden.

Zubereitung

Die Lauchzwiebel und den Koriander putzen, waschen und klein schneiden. Den Knoblauch abziehen, klein hacken und in einer Pfanne in Pflanzenöl kurz anbraten. In einem Topf ca. ½ Liter Wasser erhitzen, die Fischsauce und die Instant-Gemüsebrühe dazugeben. Das Hackfleisch mit Salz und Pfeffer würzen, mit einer Gabel von einem Brett in die Suppe schaben und das Ganze ca. 3 Minuten köcheln lassen. Den Tofu in mundgerechte Würfel schneiden und zusammen mit der Lauchzwiebel und dem Koriander ebenfalls in die Suppe geben. Zum Schluss noch den Knoblauch darüber streuen.

Seidentofu erhalten Sie am besten in Asia-Läden oder in Reformhäusern oder Naturkostläden.

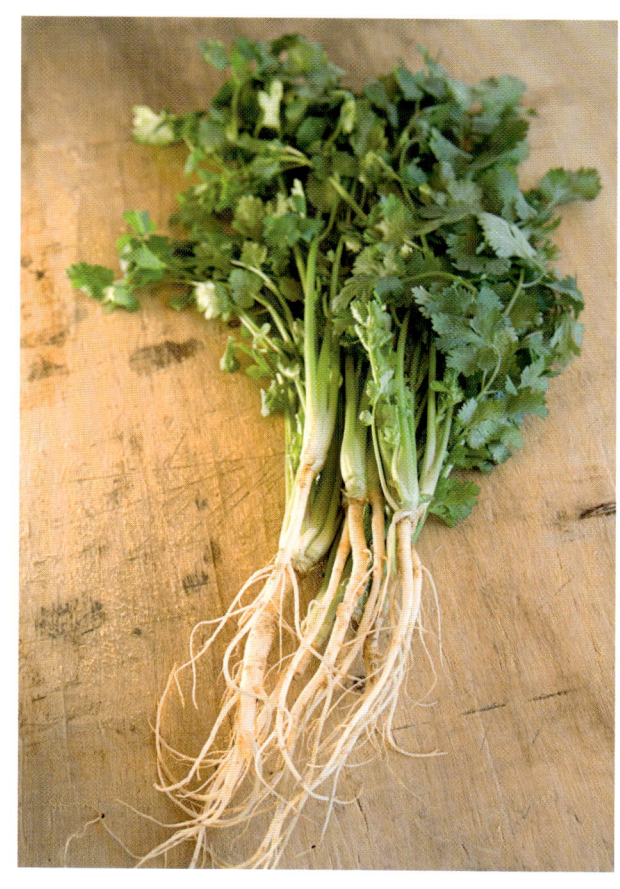

66_Essen Sie genussvoll gesund!

Kokosmilchsuppe mit Huhn

Zutaten

250 g Hähnchenbrustfilet, etwas Kokosfett, 1 kleine Dose Kokosmilch (ungesüßt), 2 EL asiatische Fischsauce, 2 thailändische Kaffir-Limettenblätter (frisch oder getrocknet), 10 kleine Kirschtomaten, 1 Stängel Zitronengras, 6–8 Shiitake-Pilze, 1 gehäufter TL frisch geriebener Ingwer, 2 kleine rote Chilischoten, Saft von 1 Limette, einige Stängel Koriander

Zubereitung

Das Hähnchenbrustfilet in mundgerechte Scheiben schneiden und in der Pfanne kurz in etwas Kokosfett anbraten. Die Kokosmilch in einem Topf mit ca. ½ Liter Wasser verdünnen und die Fischsauce untermischen. Kaffir-Limettenblätter, Tomaten und Zitronengras waschen, die Pilze putzen. Tomaten, Kaffirblätter und größere Pilze halbieren, das Zitronengras in 2 Zentimeter große Stücke schneiden. Die Kokos-Wasser-Mischung zum Kochen bringen, Ingwer, Zitronengras und Kaffirblätter hineingeben und das Ganze ca. 3 Minuten leicht köcheln lassen. Dann Pilze, Tomaten und das Hähnchenfleisch hinzufügen und weitere 4 Minuten ziehen lassen. Die Chilischoten in feine Ringe schneiden (Kerne eventuell entfernen) und am Schluss zusammen mit dem Limettensaft und den Korianderblättern in die Suppe geben.

 Tipp

Asiatische Spezialitäten wie Soja-, Fisch- oder Austernsaucen, Ingwer, Kaffir-Limettenblätter, Zitronengras, Currypasten, Glasnudeln, Kokosmilch, Wasabi, Sushi-Reis und Sushi-Essig erhalten Sie in Asia-Läden, sie sind aber auch immer häufiger in den Feinkostregalen gut sortierter Supermärkte zu finden, da fernöstliches Schlemmen ganz im Trend liegt.

Salate

Papaya-Shrimps-Salat

Zutaten

*10-12 küchenfertige Shrimps, Pflanzen-
fett, 2 Knoblauchzehen, 1 kleine getrocknete Chilischote, 1 walnussgroßes
Stück Ingwer, 2 EL asiatische Fischsauce, 4 EL Limettensaft, 1 EL brauner
Zucker, 4 Kirschtomaten, 1 kleine
Papaya (ca. 200 g), Korianderblätter*

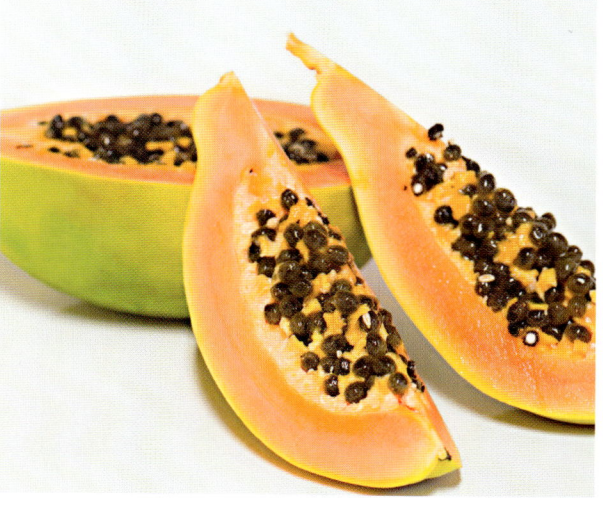

Zubereitung

Die Shrimps in etwas Pflanzenfett in
der Pfanne kurz anbraten. Die Knob-
lauchzehen abziehen und klein schneiden, die Chilischote zerkleinern,
den Ingwer reiben und alles in einer Salatschüssel mit der Fischsauce,
dem Limettensaft und dem Zucker mischen. Die Tomaten waschen
und halbieren. Die Papaya schälen, die Kerne herauskratzen und das
Fruchtfleisch in mundgerechte Scheiben schneiden. Die abgekühlten
Shrimps, Papaya und Tomaten ebenfalls in die Schüssel geben und
alles gut durchmischen. Am Schluss noch einige Korianderblätter darüber streuen

*Papayas enthalten das
Enzym Papain, das
Nahrungseiweiß auf-
spalten kann. So sind
sie ideal für eine ge-
sunde Verdauung.*

Glasnudelsalat

Zutaten

*150 g chinesische Glasnudeln, 2 EL getrocknete Mu-Err-Pilze, 1 kleine
Chilischote, 10 Cocktailtomaten, 1 Stange Sellerie, 1 gehäufter TL gerie-
bener Ingwer, 1 EL brauner Zucker, 4 EL Limettensaft, 2 EL asiatische
Fischsauce, 1 Zweig Koriander*

Wenn Sie den Glas-nudelsalat nicht vegetarisch mögen, können Sie ihn sehr gut mit Geflügel-fleisch, Fisch oder Meeresfrüchten kombinieren.

Zubereitung

Die Glasnudeln etwa 3 bis 5 Minuten lang in sehr heißem, aber noch nicht kochendem Wasser ziehen, bis sie weich sind. Die Nudeln mit kaltem Wasser abschrecken und gegebenenfalls etwas kürzer schnei-den. Auch die Mu-Err-Pilze in heißem Wasser ziehen lassen, bis sie weich geworden sind. Die Chilischote zerkleinern, die Tomaten wa-schen und halbieren, den Sellerie putzen und in kleine Scheiben schneiden. Ingwer, Zucker, Limettensaft und Fischsauce in einer Salatschüssel mischen und die anderen Zutaten hinein geben. Alles gut durchmischen und mit Korianderblättern garnieren.

Gemüse, Reis & Nudeln

Frisches Thai-Basilikum erhalten Sie in Asia-Läden. Sie können aber auch normales Basili-kum verwenden.

Gemüse-Reis-Pfanne mit roten Linsen
Zutaten
je 1 grüne und rote Paprikaschote, 3 Lauchzwiebeln, 1 Fleischtomate, 2 Möhren, 3 EL Pflanzenöl, 100 g Langkornreis, 50 g rote Linsen, 1 TL Kurkuma, 2 EL Instant-Gemüsebrühe, Thai-Basilikum oder andere Kräuter nach Wahl zum Garnieren

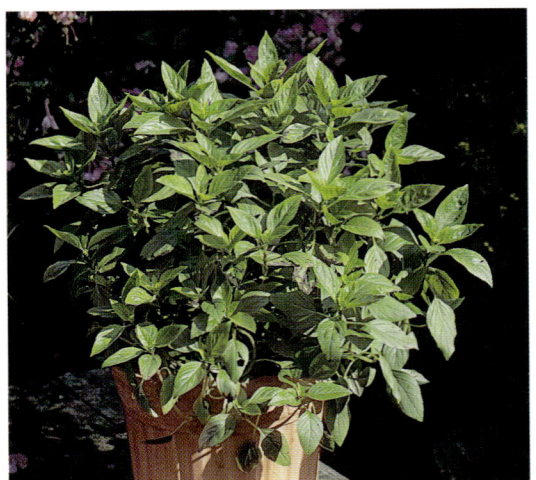

Zubereitung

Die Paprikaschoten waschen, entkernen, put-zen und in Streifen schneiden. Die Lauch-zwiebeln putzen, die Tomate waschen, die Möhren schälen und alles in mundgerechte Scheiben schneiden. Das Öl in einem Wok er-hitzen und den Reis darin glasig dünsten. Mit etwa ½ Liter Wasser aufgießen. Die Linsen dazugeben. Kurz aufkochen lassen und Kurkuma sowie die Instant-Gemüsebrühe in der Flüssigkeit auflösen. Den Wok mit dem Deckel verschließen und alles ca. 10 Minuten lang köcheln lassen. Dann das Gemüse dazugeben und noch etwa 5 bis 7 Minuten lang garen lassen. Zum Schluss gezupfte Blätter des Thai-Basilikums darüber streuen.

Eiernudeln mit Sojasprossen

Zutaten
ca. 200 g chinesische Eiernudeln, 100 g frische Sojasprossen, 1 Lauchzwiebel, 2 Knoblauchzehen, 2 EL Pflanzenöl, 2 EL Fischsauce, 2 EL Austernsauce, 1 EL Zucker, Stangensellerieblätter zum Garnieren

Zubereitung
Die Eiernudeln ca. 4 Minuten lang in siedendem Wasser kochen, dann ab-gießen und in kaltem Wasser abschre-cken. Die Sojasprossen waschen, die Lauchzwiebel putzen und in kleine Stücke von ca. 2 Zentimetern schneiden. Den Knoblauch abziehen und klein hacken. Das Öl in der Pfanne erhitzen und den Knoblauch darin kurz anbraten. Die Nudeln dazugeben und ca. 2 Minuten lang mitbraten. Nun Sojasprossen, Lauchzwiebeln, die Saucen und den Zucker hinzufügen und weitere 2 Minuten lang garen. Am Schluss das Gericht mit den gewaschenen und gezupften Sellerieblättern garnieren.

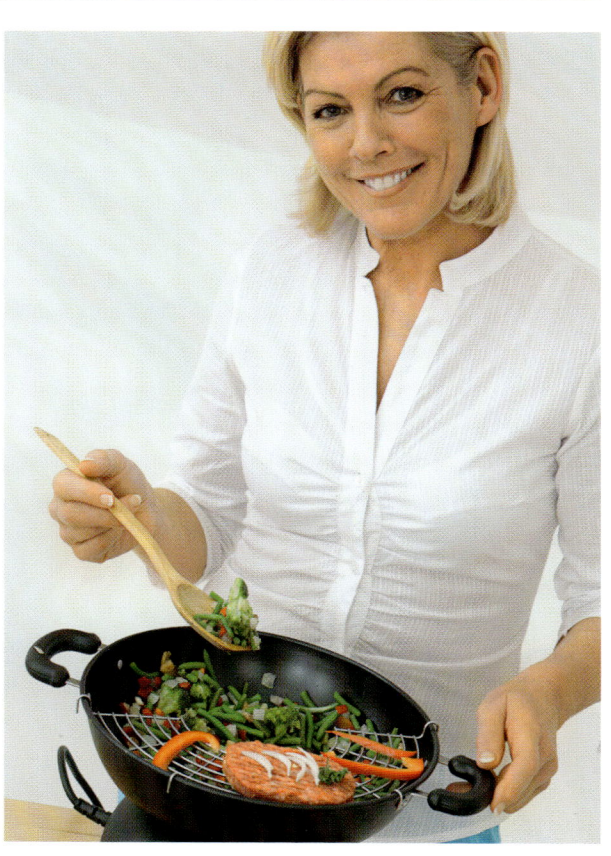

Kochen im Wok schont die wichtigen Inhalts-stoffe der Nahrung.

Tipp

Zu dem Red-Snapper-Gericht passt Basmati-reis sehr gut.

Fisch & Meeresfrüchte

Red Snapper in Ingwersauce
Zutaten
*3 Knoblauchzehen, 1 Peperoni, 6-8 Kirsch-tomaten, 2 Red-Snapper-Filets (à ca. 200 g),
1 TL Zitronensaft, 2 EL Pflanzenöl, 2 EL geriebener Ingwer, je 2 EL Soja-und Austernsauce, 1 EL brauner Zucker, 1 kleines Bund Schnittlauch*

Zubereitung
Den Knoblauch abziehen und klein hacken, die Peperoni waschen und in feine Scheiben schneiden, die Tomaten waschen und halbieren. Die Fischfilets mit Wasser abspülen, mit Küchenpapier abtupfen und mit Zitronensaft beträufeln. Das Öl in einer Pfanne erhitzen und die Red-Snapper-Filets darin von beiden Seiten jeweils ca. 3 Minuten braten. Den Fisch aus der Pfanne nehmen und auf einer Wärmeplatte zur Seite stellen. Knoblauch, Ingwer, Peperoni, Soja- und Austern-sauce sowie den Zucker in die Pfanne geben, 1 Tasse Wasser angießen und die Sauce 2 bis 3 Minuten köcheln lassen. Dann die Fischfilets und die Tomaten dazugeben und noch einmal alles erhitzen. Den Schnittlauch waschen, trockentupfen und halbieren. Die Filets auf den Tellern anrichten, die Sauce dazugeben und die Schnittlauch-stangen darüber verteilen.

Sushi-Sashimi-Platte
Zutaten
100 g Sushi-Reis, 3 EL Reisessig, ca. 300 g frischer Fisch und Schaltiere (Lachs, Thunfisch, Meerbrasse, Garnelen, Kalmar etc.) in Sushi-Qualität, 1 Tube Wasabi (grüner asiatischer Meerrettich), 1 kleines Bund Schnitt-lauch, 4 EL eingelegter Ingwer, 4 EL Sojasauce

Zubereitung

Den Sushi-Reis nach Vorschrift kochen, mit Reisessig mischen und unter kräftigem Umrühren abkühlen lassen. Für die Herstellung von Nigiri-Sushi den Fisch mit einem scharfen Sushi-Messer in schräge Streifen von ca. 4 Zentimeter Länge, 1,5 Zentimeter Breite und 0,5 Zentimeter Dicke schneiden. Vom Reis eine etwa tischtennisball- große Menge nehmen und in der Hand zu einem rechteckigen Klöß- chen mit abgerundeten Kanten formen. Nun auf dem Fischstreifen einen Klecks Wasabi verteilen und den Streifen vorsichtig auf den klei- nen Reisballen drücken. Den Nigiri-Sushi noch einmal schön in Form drücken und auf einer Platte platzieren. Auf diese Weise können Sie mit dem Reis und verschiedenen Fischen sowie Garnelen eine ab- wechslungsreiche Sushi-Platte herstellen.

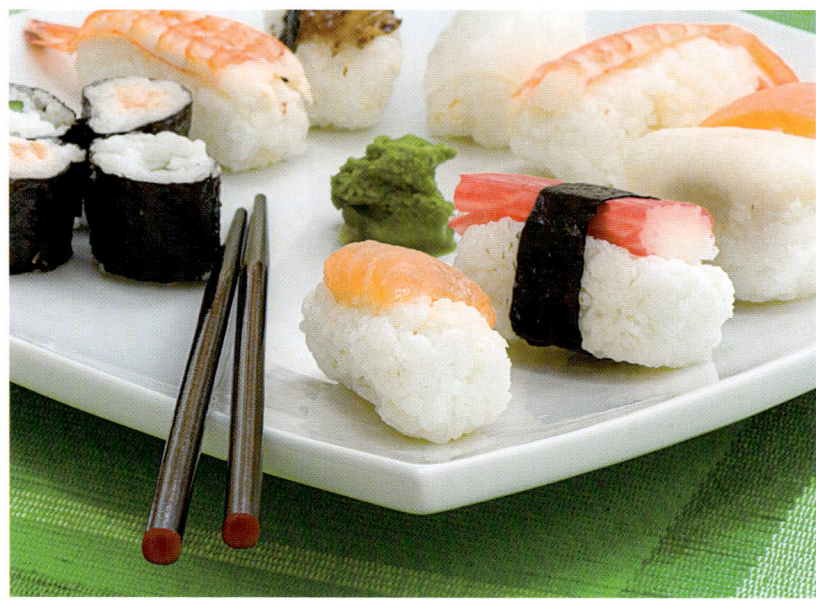

Eine wahre Augen- weide – Sushi vom Feinsten

Für Sashimi den Thunfisch und den Lachs gerade in ca. 1 bis 2,5 Zentimeter dicke Scheiben schneiden. Weißfleischiger Fisch wie Meerbrasse in hauchdünne Dreiecke von ca. 3 Zentimetern Kantenlänge schneiden, die sehr gut um ebenso lange Schnittlauchstücke gerollt werden können. Die Sushi- und Sashimi-Platte mit jeweils 1 Häufchen Ingwer und 1 walnussgroßen Klecks Wasabi garnieren, der in einem kleinen Japanschälchen mit Sojasauce vermischt wird und als Würzsauce für den Fisch dient.

Fleisch & Geflügel

Entenbrust mit Thai-Spargel
Zutaten
20 g getrocknete Mu-Err-Pilze, 250 g Entenbrust, 1 EL brauner Zucker, 2 EL Ketjap Manis (süße Sojasauce), 2 EL Reisessig, 2 Lauchzwiebeln, 100 g Thai-Spargel oder ersatzweise grüner Spargel, 1 rote Paprikaschote, 1 Möhre, 50 g Cashewkerne, 3 EL Sonnenblumenöl, eventuell etwas Hühnerbrühe

Zubereitung
Die Mu-Err-Pilze mit heißem Wasser übergießen und quellen lassen. Die Entenbrust in feine Streifen schneiden. In einer Schüssel den Zucker, die Sojasauce und den Reisessig vermischen und die Entenbrust darin einlegen. Das Gemüse waschen, putzen und in feine Streifen schneiden. Die Cashewkerne im Wok ohne Fett anrösten und herausnehmen. Das Öl im Wok erhitzen und das Entenfleisch darin scharf anbraten und an den Rand schieben. Dann das gesamte Gemüse 3 bis 4 Minuten anbraten. Anschließend alles mischen und eventuell noch etwa Hühnerbrühe angießen. Die Nüsse darüber streuen und das Gericht servieren. Dazu können Sie Basmatireis reichen.

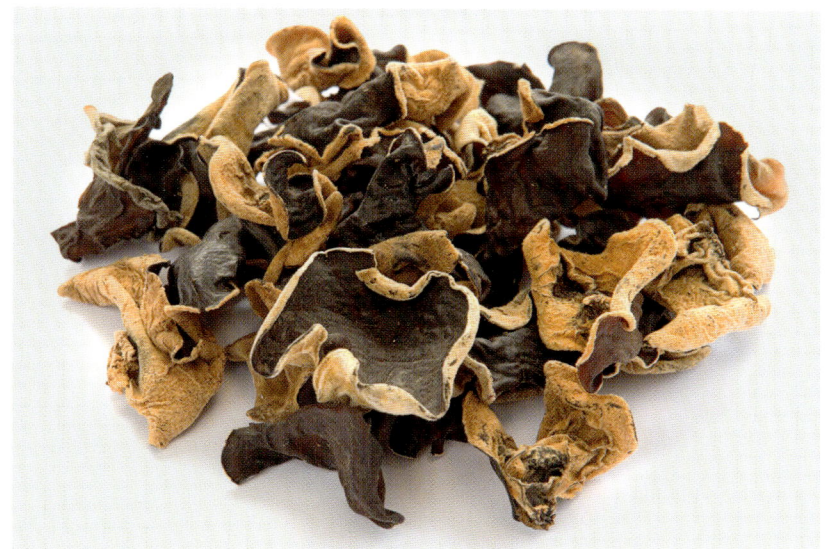

Mu-Err-Pilze verleihen asiatischen Gerichten eine herrliche Note.

Rinderfiletstreifen mit grünem Thai-Pfeffer

Zutaten

300 g Rinderfilet, 2 EL Sojasauce, 2 EL Reisessig, 1 EL brauner Zucker, 1 rote Paprikaschote, 100 g frischer grüner Thai-Pfeffer, 3 EL Pflanzenöl, 2 EL rote Currypaste

Zubereitung

Das Filet in Streifen schneiden und in einer Mischung aus Sojasauce, Reisessig und braunem Zucker marinieren. Die Paprikaschote putzen und in feine Streifen schneiden, den Tai-Pfeffer waschen und in ca. 3 Zentimeter lange Stängel zerteilen. Das Öl im Wok oder in einer Pfanne erhitzen, die Currypaste einrühren. Fleisch und Gemüse hinzugeben und alles ca. 3 bis 4 Minuten lang braten. Auch zu diesem Gericht eignet sich Basmatireis.

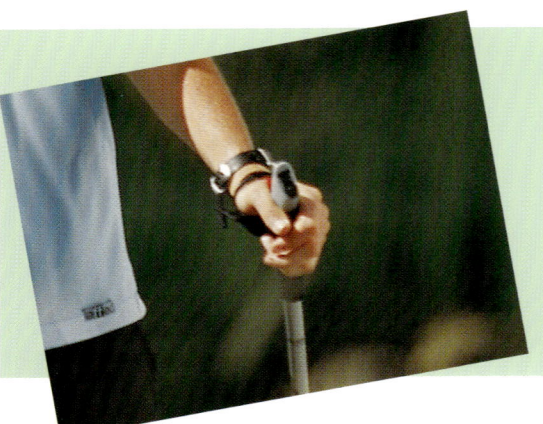

Werden Sie aktiv!

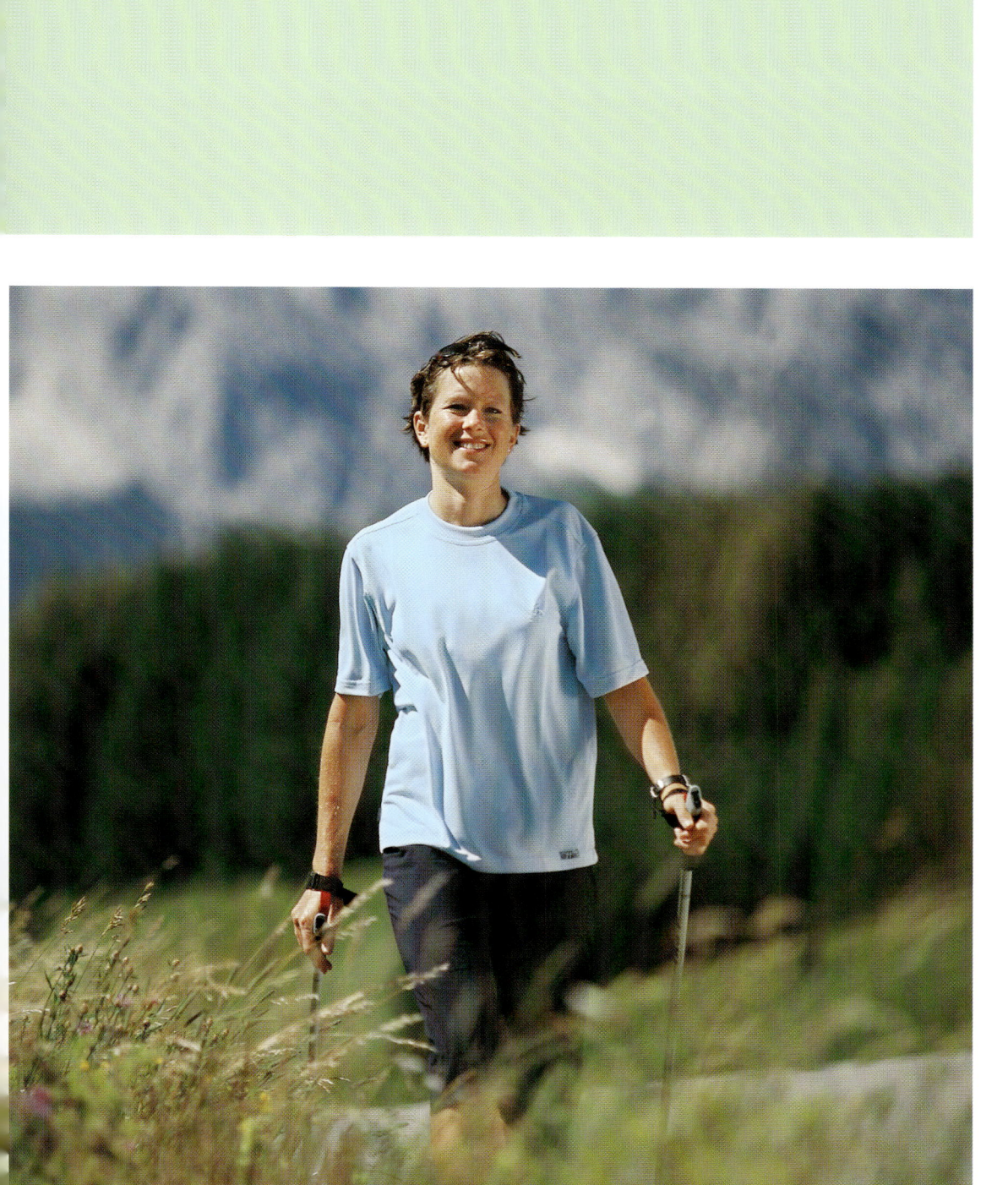

Bringen Sie Bewegung in Ihr Leben

Tief und ruhig fließt der Atemstrom. Sauerstoff strömt zu jeder einzelnen Zelle, durchflutet den Körper mit neuer Energie. Mit jeder Bewegung finden Sie mehr zu sich selbst. Ruhe und Gelöstheit breiten sich aus, die Seele schwingt, die Gedanken ordnen sich, der Geist wird rein und klar.

Haben Sie diese Empfindungen schon einmal gehabt, als Sie sportlich aktiv waren? Kennen Sie diesen »Flow«, der Sie wie auf einer sanften Welle fortträgt von Stress, Sorgen und Alltagshektik und Ihnen das Gefühl gibt, im totalen Einklang mit sich und der Welt zu sein? Glückwunsch! Sie scheinen zu denjenigen zu gehören, die Sport nicht als ständige Selbstkasteiung erleben, sondern der körperlichen Aktivität wirklich etwas Positives abgewinnen und sie zu einem festen, regelmäßigen Bestandteil Ihres Lebens werden lassen. Und daran tun Sie auch sehr gut. Denn Sport hat – vorausgesetzt Sie übertreiben und überfordern sich nicht – einen hohen Nutzen für Ihre körperliche und seelische Gesundheit.

Was Sport Ihnen bringen kann

• Muskelaufbau

Regelmäßiges Training ist das reinste Kraftfutter für Ihre Muskulatur. In den Muskelzellen bilden sich neue Mitochondrien, das sind die winzigen Energiekraftwerke, die den Sauerstoff verarbeiten. Daraufhin wachsen mehr Muskelfasern und der Muskelquerschnitt vergrößert sich.

• Fettabbau

Parallel zum Muskelaufbau baut der Körper Fett ab. Und was für Ihre Figur besondere Vorteile hat: Er holt sich dieses Fett aus den Depots an Bauch, Beinen und Gesäß, die normalerweise jedem Zugriff trotzen. Allerdings ist für diese Verbrennung von Depotfett neben einem

Ausdauertraining auch ein gezieltes Krafttraining nötig, sagen Sportmediziner. Der Grund dafür: Wenn die Muskelmasse durch Krafttraining wächst, braucht sie viel Energie. Und dafür bedient sie sich aller Ressourcen – sogar derjenigen, die sonst nahezu unantastbar sind.

• Kreislaufanregung

Bluthochdruck, Herzinfarkt, Schlaganfall: Das sind die Killerkrankheiten Nummer eins. Aber es gibt eine perfekte Vorbeugung: Sport! Er bringt Herz und Gefäße richtig in Schwung. Die Durchblutung wird maximal angekurbelt, das Blut strömt besser durch die Adern, bis in die Kapillaren, die feinen Haargefäße, hinein. Regelmäßiges Training fördert die Bildung neuer Kapillaren, verringert den Strömungswiderstand in den Blutbahnen und senkt so den Blutdruck. Außerdem arbeitet das Herz viel ökonomischer; es schlägt langsamer und erbringt sogar mehr Pumpleistung.

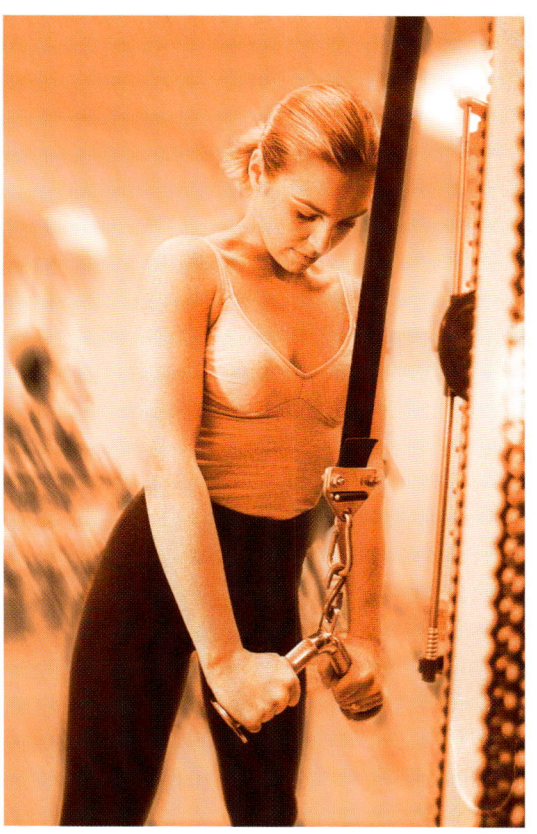

Auf ins Fitness-Studio – aber anfangs nur unter fachkundiger Anleitung trainieren.

• Knochenkräftigung

Körperliche Bewegung ist die wichtigste Maßnahme, um den Knochenaufbau zu fördern und den -abbau zu verhindern. Auf diese Weise kann Sport wirksam vor der gefürchteten Osteoporose schützen – dem Knochenschwund, der mit Schmerzen und Gebrechlichkeit vor allem Frauen nach den Wechseljahren das Leben zur Qual werden lassen kann.

78_Werden Sie aktiv!

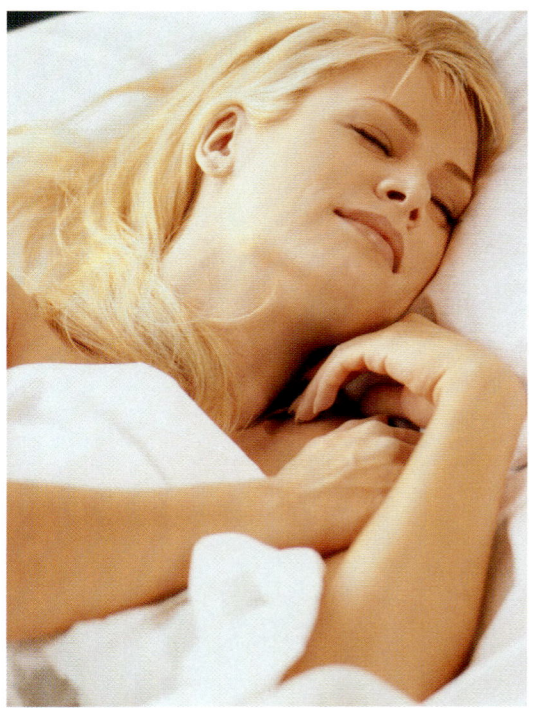

Wer sich regelmäßig ausreichend sportlich betätigt schläft deutlich besser.

• Rückentraining

Haltungsschäden, Bandscheibenabnutzungen, Schmerzen, Bewegungseinschränkungen: Jeder Zweite hat bei uns das Kreuz mit dem Kreuz – oft sogar schon in ganz jungen Jahren. Die Patienten können vom Arzt Schmerzmittel, Massagen, Wärme- oder Kälteanwendungen verordnet und sogar eine Operation empfohlen bekommen. Langfristige Vorbeugung von Wirbelsäulenproblemen bietet aber nur ein gezieltes Bewegungstraining, das den Rücken stärkt.

• Schlafregulierung

Jeder Vierte ist hierzulande von Schlafstörungen geplagt. Doch es gibt ein hochwirksames und absolut nebenwirkungsfreies Schlafmittel: Wissenschaftliche Untersuchungen aus den USA haben ergeben, dass regelmäßige körperliche Bewegung von nur 30 Minuten täglich die Sauerstoffaufnahme im Schlafzentrum des Gehirns verbessert und zudem noch die Körpertemperatur um einige Zehntel Grad Celsius hebt. Die Folge: Sie fühlen sich angenehm müde und fallen – kaum dass Sie das Licht ausgeschaltet haben – in einen ruhigen und tiefen Schlaf.

• Hormonausgleich

Ob für den Hormonzyklus während der Schwangerschaft oder in den Wechseljahren: Frauen haben einen besonders großen Vorteil, wenn sie sich regelmäßig bewegen. Häufige Zyklusbeschwerden wie das prämenstruelle Syndrom PMS (»Tage vor den Tagen«) verschwinden, weil Sport die Hormonschwankungen ausbalanciert. Schwangerschaftsbeschwerden wie Verstopfung oder Krampfadern treten viel seltener auf, weil Verdauung und Kreislauf besser funktionieren. Die Wechseljahre verlaufen leichter, weil Sport den Östrogenspiegel sanft und natürlich anhebt und einem schnellen Östrogenabfall entgegenwirkt. Doch auch Männer profitieren in punkto hormoneller Balance von regelmäßiger Bewegung, da Sport die Produktion des männlichen Geschlechtshormons Testosteron auf natürliche Weise fördert.

• Immunstimulation

Sport weckt die körpereigenen Abwehrtruppen. Das Immunsystem produziert wesentlich mehr Killerzellen, die Krankheitserreger in Schach halten und den Organismus vor Infekten schützen. Zahlreiche Untersuchungen haben gezeigt: Wer in der Woche zwei bis drei Stunden trainiert, kann seine Immunzellen im Blut um ein Vielfaches erhöhen und sich so wirksam Krankheiten vom Hals halten!

• Konzentrationssteigerung

Bewegungsübungen bringen die grauen Zellen auf Trab. Eine amerikanische Studie zeigte, dass Konzentration, Denkleistung und die Fähigkeit, Entscheidungen zu treffen, steigen, wenn man dreimal in der Woche für 30 bis 45 Minuten läuft. Warum? Weil durch die verbesserte Blutzirkulation wesentlich mehr Sauerstoff und Glukose ins Gehirn gelangen – beide essenzielle Moleküle für eine gute Nerventätigkeit und viel mentale Kraft.

• Selbstwertgefühlstärkung

Eine aufrechte Haltung bewirkt einen aufrechten Geist. Wer sich sportlich betätigt, fühlt sich sicherer in seinem Körper und erlangt viel

mehr Selbstbewusstsein. Außerdem macht Sport zufriedener, glück-
licher und ausgeglichener. Menschen, die sich viel bewegen, haben
einen höheren Pegel an Endorphinen. Diese »Glückshormone«
machen sie gelassener, optimistischer, selbstsicherer.

• Leistungssteigerung

Fitness-Training bringt den Organismus auf Hochtouren. Er tankt
zehnmal mehr Sauerstoff als in Ruhephasen. Das lebenswichtige
Molekül fließt in alle Zellen, versorgt die Organe mit neuer Energie.
Außerdem ist Bewegung ein echter Stresskiller. Adrenalin und Nor-
adrenalin, zwei Hormone, die uns gewaltig unter Druck setzen können, werden beim Sport schneller abgebaut: Die Anspannung weicht,
Körper und Seele finden wieder zu Harmonie zurück.

• Lustgewinn

Sogar Ihr Liebesleben profitiert von der täglichen Bewegung. Ver-
schiedene Studien belegen, dass bei körperlicher Aktivität vermehrt
Sexualhormone zirkulieren, die Appetit auf Sex machen – bei Frauen
wie gesagt Östrogen, bei Männern Testosteron. Amerikanische Wissenschaftler haben festgestellt, dass Frauen und Männer, die regelmäßig Sport treiben, sinnlicher und lustvoller sind und ein besseres
Körpergefühl haben.

 Wer rastet, der rostet

**Sport ist der ideale Fitmacher: Er kurbelt den Stoffwechsel an und aktiviert
Ihren gesamten Organismus. Regelmäßige Bewegung fördert und erhält
auch Ihre Fastenerfolge. Außerdem wirkt körperliche Aktivität ebenfalls
entschlackend und reinigend. Nicht zuletzt bringt Sport – vor allem zusammen mit anderen Gleichgesinnten – jede Menge Spaß, macht gute
Laune und lässt Sie fröhlicher und ausgeglichener sein.**

Test: Wie fit sind Sie?

Wie fit Sie körperlich sind, hängt ganz wesentlich von drei Faktoren ab: Ihrer Kraft, Ihrer Ausdauer und Ihrer Beweglichkeit.

- Je kräftiger die Muskulatur, desto kraftvoller können wir Bewegungen durchführen, desto besser springen, hüpfen, ziehen und stoßen. Ein körperlich gesunder Mensch sollte deshalb 20 bis 40 Prozent seines Fitness-Trainings aus Kraftübungen gestalten, betonen Sportmediziner.
- Unsere Ausdauer zeigt sich bei Sportaktivitäten, die länger andauern: bei Fahrradtouren, Marathonläufen oder Langstreckenschwimmen. Der Körper benötigt dafür viel Energie, die er sich vor allem aus dem Atemsauerstoff holt. Untrainierte Menschen haben ein geringeres Lungenvolumen, ihre Sauerstoffkapazität ist schneller erschöpft. Folge: Sie kommen aus der Puste, haben keine Reserven mehr.
- Wie gelenkig wir sind, hängt besonders von der Elastizität unserer Sehnen und Muskeln ab. Und die muss man regelmäßig trainieren, um nicht bald steif und unbeweglich zu werden. Leider setzen Fehl- und Mangelbelastungen des Alltags uns häufig so zu, dass wir förmlich einrosten. Orthopäden beklagen, dass die meisten Menschen vor allem im Bein-, Rücken- und Hüftbereich ihre Schwachstellen haben; die Muskeln und Sehnen sind hart und verkürzt, die Beweglichkeit ist stark eingeschränkt.

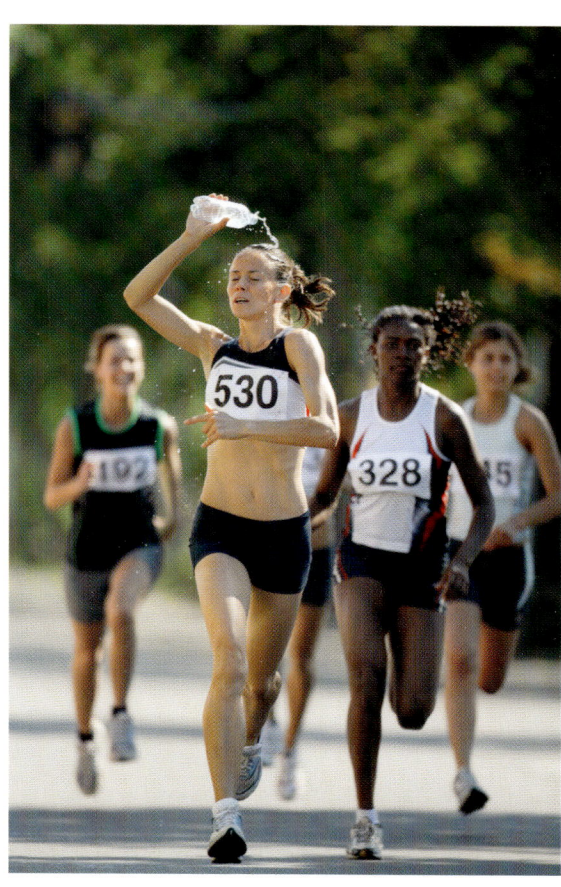

Sie müssen kein Marathonläufer werden, aber eine Portion Fitness tur auch Ihrer Figur sehr gut.

82_Werden Sie aktiv!

Wie kräftig sind Sie?

☺ = **sehr gut**
☺ = **normal**
☹ = **schwach**

Übung Bauch

Legen Sie sich auf den Rücken, die Beine sind angestellt. Jetzt die Hände im Nacken verschränken, die Ellenbogen weit nach außen schieben. Heben Sie den Oberkörper leicht an, sodass die Schulterblätter in der Luft sind. Wie lange können Sie sich so halten?
- mehr als 20 Sekunden = ☺
- 10 bis 20 Sekunden = ☺
- weniger als 10 Sekunden = ☹

Übung Po und Beine

Legen Sie sich mit dem Rücken ausgestreckt auf eine feste Unterlage. Winkeln Sie beide Beine an und achten Sie darauf, dass Ihr Becken zunächst noch fest auf der Unterlage liegt. Heben Sie das Becken leicht an, pressen Sie die Pobacken fest zusammen. Heben Sie nun auch noch ein Bein bis zur Waagerechten an, halten Sie es gestreckt. Das andere Bein steht weiter angewinkelt auf dem Boden. Führen Sie die Übung im Wechsel auch mit dem anderen Bein durch. Wie lange können Sie Ihr Bein waagerecht halten?
- mehr als 90 Sekunden = ☺
- 60 bis 90 Sekunden = ☺
- weniger als 60 Sekunden = ☹

Übung unterer Rücken

Legen Sie sich mit dem Bauch auf einen Tisch (oder auch eine feste Liege), mit den Händen halten Sie sich an der Tischkante fest, das Becken liegt auf der Tischkante. Nun heben Sie beide Beine gebeugt an und strecken sie danach bis zur Horizontalen aus und halten Sie so. Wie lange schaffen Sie das?

- mehr als 60 Sekunden = ☺
- 30 bis 60 Sekunden = 😐
- weniger als 30 Sekunden = ☹

Wie ausdauernd sind Sie?

Treppentest
Legen Sie sich eine Stoppuhr bereit. Steigen Sie nun auf einer Treppenstufe oder einem Stepper 30-mal pro Minute auf und ab. Halten Sie den Rhythmus

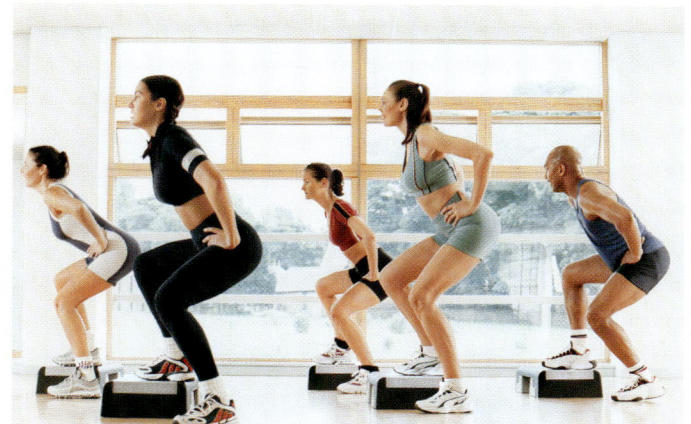

drei Minuten lang durch. Schaffen Sie es, ohne zu sehr aus der Puste zu sein? Und wie schnell schlägt Ihr Herz? Zählen Sie dazu eine Minute lang Ihren Puls.

Für den Fitness-Treppentest können Sie einen solchen Stepper verwenden – es genügt allerdings auch eine einfache Treppenstufe.

- weniger als 50 Schläge über dem Ruhepuls = ☺
- 50 bis 65 Schläge über dem Ruhepuls = 😐
- mehr als 65 Schläge über dem Ruhepuls = ☹

Zwei Kilometer Walktest
Ihr Ziel: eine zwei Kilometer lange, flache Gehstrecke (Halle, Sportplatz, Park) in möglichst kurzer Zeit zurücklegen. Nehmen Sie eine Stoppuhr mit – wenn möglich, auch eine Pulsuhr. Gehen Sie mit kräftigen Armschwüngen, aber laufen Sie nicht. Am Ziel messen Sie die benötigte Gehzeit und dann Ihren Puls. Wie lange haben Sie gebraucht, wie schnell schlägt Ihr Herz?

- unter 18 Minuten = ☺
- 18 bis 20 Minuten = 😐
- über 20 Minuten = ☹

84_Werden Sie aktiv!

- weniger als 50 Schläge über dem Ruhepuls = ☺
- 50 bis 65 Schläge über dem Ruhepuls = ☺
- mehr als 65 Schläge über dem Ruhepuls = ☹

Wie beweglich sind Sie?

Übung Beinbeugung

Legen Sie sich flach auf den Rücken, die Beine sind ausgestreckt. Umfassen Sie mit beiden Händen einen Oberschenkel knapp unterhalb der Kniekehle und ziehen Sie nun zuerst das rechte Bein langsam nach oben in Richtung Brust, das linke muss gestreckt auf dem Boden bleiben. Machen Sie die Übung nun auch mit dem linken Bein. Wie weit schaffen Sie es, Ihr Bein in Richtung Brust zu heben (Winkel zwischen rechtem und linkem Oberschenkel messen)?

- über 90 Grad = ☺
- 90 Grad = ☺
- weniger als 90 Grad = ☹

Wer sehr beweglich ist, kann bei dem Test das Bein auch oberhalb der Kniekehle greifen.

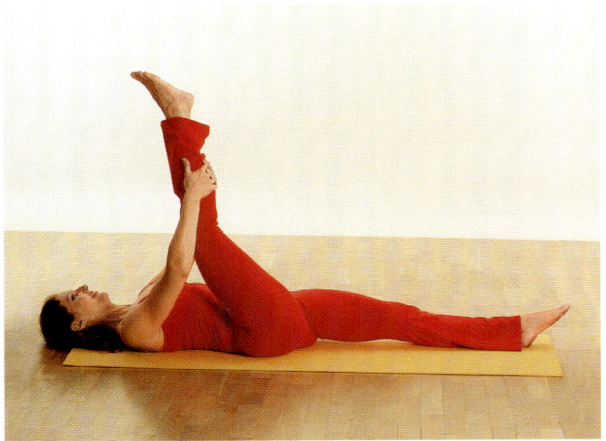

Übung Beinstrecker

Drehen Sie sich nun um und legen Sie sich flach auf den Bauch, die Beine sind wieder ausgestreckt. Winkeln Sie nun zunächst das rechte Bein an und drücken Sie mit der rechten Hand die Ferse so weit in Richtung Po, wie Sie können. Wiederholen Sie dies mit dem linken Bein. Das inaktive Bein muss während der Übung vollkommen gestreckt bleiben. Wie weit kommt Ihre Ferse?

- Ferse berührt den Po = ☺
- Ferse kurz vor dem Po = 😐
- Ferse weit vom Po entfernt = ☹

Übung Finger-Boden-Abstand

Stellen Sie sich gerade hin, die Beine sind gestreckt, der Kopf ist aufrecht, die Schultern ziehen Sie leicht nach hinten. Beugen Sie sich nun langsam nach vorn und versuchen Sie, mit Ihren Fingern Ihre Zehen zu berühren. Die Beine müssen während der Übung geschlossen und vollkommen gestreckt bleiben. Wie weit können Sie sich nach unten beugen?

- ganze Hand berührt die Zehen = ☺
- Finger berühren die Zehen = 😐
- Finger berühren die Zehen nicht = ☹

Testauswertung

Zählen Sie zusammen, wie viele lachende, neutrale oder griesgrämige Smileys Sie bei den Übungen der drei Testgruppen kassiert haben. Daran können Sie erkennen, ob Sie körperlich topfit und weit über dem Durchschnitt liegen, sich im guten Mittelfeld bewegen oder erkennen müssen, dass es an der einen oder anderen Stelle hapert und Sie gegensteuern sollten. Suchen Sie sich dann aus der Liste ab S. 88 die Sportarten heraus, die gezielt Ihre Schwachstellen beseitigen.

Kraft

☺ Voll gepunktet? Prima, Sie brauchen sich um Ihre Muskeln keine Sorgen zu machen und zählen mit Sicherheit zum athletischen Körpertyp, dem man das regelmäßige Training ansieht.

😐 Ihre Muskelkraft ist gut ausgeprägt, bestimmt haben Sie auch kaum Probleme mit Ihrem Gewicht. Doch Sie können sich noch steigern, vielleicht indem Sie mit Hanteln oder an den Geräten im Fitness-Studio trainieren?

☹ Sie sollten gezielt etwas für Ihre Muskulatur tun, vor allem an den Muskelpartien, die bei Ihnen schwach ausgeprägt sind. Doch gezieltes Krafttraining hilft Ihrem Körper, insgesamt leistungsfähiger zu werden.

Ausdauer

☺ Super! Sie könnten sich vielleicht sogar extremeren Herausforderungen stellen, z. B. indem Sie einmal einen Marathon mitlaufen. Um Ihr Herz und Ihre Lunge brauchen Sie sich jedenfalls keine Sorgen zu machen, die beiden Organe halten tapfer mit!

☺ Nicht schlecht, aber ein bisschen könnten Sie sich noch fordern. In Ihnen schlummern bestimmt noch reichlich versteckte Ressourcen. Denken Sie daran: Mit einem gezielten Ausdauertraining stärken Sie immer auch Ihr Herz und Ihren Kreislauf!

☹ Für Sie sind Sportarten wichtig, die Ihre Ausdauer richtig trainieren, also z. B. Jogging, Nordic Walking, Biken, Schwimmen. Fangen Sie langsam an, damit Sie sich nicht von vornherein überlasten und steigern Sie sich allmählich. Sie werden für die Mühe belohnt: mit mehr Wohlbefinden, Gesundheit und Ausgeglichenheit!

Beweglichkeit

☺ Ihre Beweglichkeit ist ausgezeichnet! Bleiben Sie dran, dann können Sie sich diese Fähigkeit bis ins hohe Alter erhalten.

☺ Wenn Sie Balletttänzerin oder Turner werden wollten, müssten Sie sicher noch sehr viel trainieren. Aber für den Alltag ist Ihre Beweglichkeit durchaus ausreichend. Trotzdem: Führen Sie öfter Stretchingübungen durch, z. B. am Büroschreibtisch oder abends zu Hause – das Dehnen tut Ihrem Körper insgesamt gut!

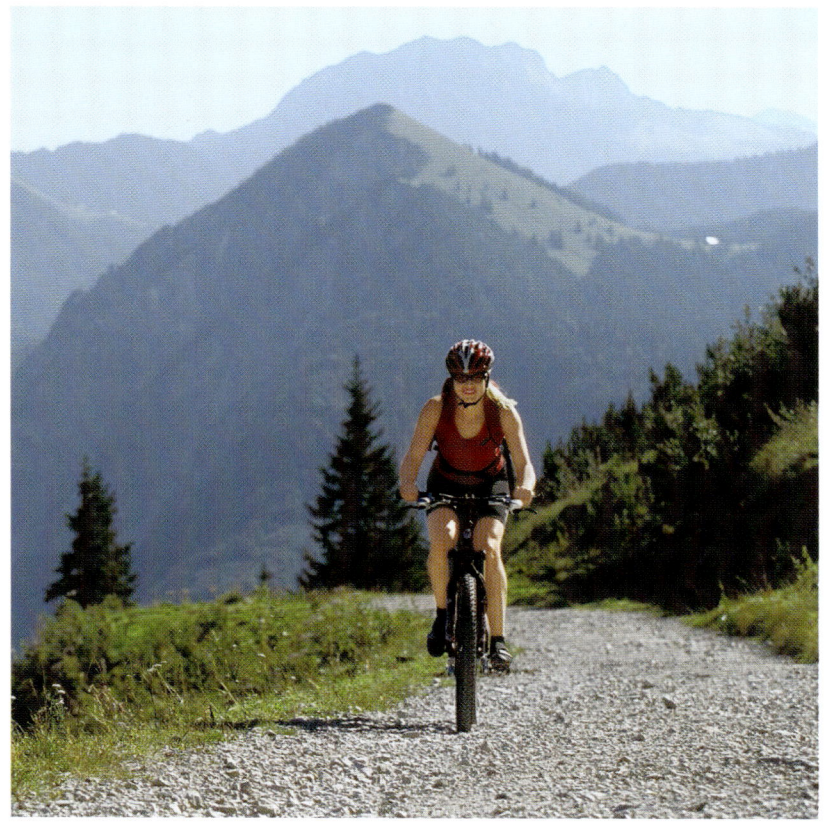

Mountainbiking ist eine ideale Sportart zur Verbesserung der Ausdauer. Gleichzeitig werden auch Koordinationsfähigkeit und Balancegefühl gefördert.

☹ Kommen Sie sich öfter ganz alt und eingerostet vor? Und wird Ihnen schon bei der Vorstellung, einen Spagat oder eine Brücke machen zu müssen, ganz schwindelig? Sie sollten unbedingt etwas für die Elastizitätsverbesserung von Sehnen und Bändern und die Lockerung Ihrer Muskeln tun. Gute Sportarten: Wirbelsäulengymnastik, Stretching, Yoga, Aerobic, Taekwondo, Tanzen. Die machen nicht nur Spaß, sondern fördern auch noch die Koordination.

Die besten Sportarten
für Körper und Geist

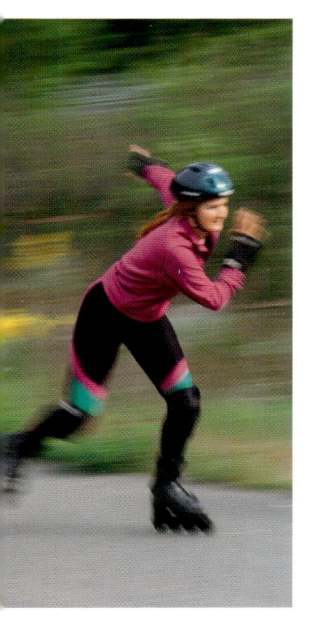

Inlineskating – mit der richtigen Sicherheitsausrüstung ein guter Ausdauersport.

- **Aerobic:** Trainiert den Körper in schwungvollen Bewegungen mit peppiger Musik, tänzerische Kondition gefragt
- **Aikido:** Asiatischer Kampfsport mit sehr koordinierten Bewegungen, trainiert besonders das Konzentrationsvermögen
- **Bodystyling:** Gezieltes Training der gesamten Körpermuskulatur durch langsame, gleichförmige Übungen
- **Freeclimbing:** Extremsport mit großen Herausforderungen für Körper und Geist sowie starkem Trainingseffekt
- **Golf:** Hoher Entspannungsfaktor, gute Schlagtechnik wichtig
- **Inlineskating:** Fun-Sport für Asphalt-Freaks, tolles Training der Oberschenkel- und Pomuskulatur
- **Jogging:** Idealer Breitensport für Outdoor-Fans; versorgt den Körper optimal mit Sauerstoff, stärkt 70 Prozent der Muskulatur
- **Judo:** Lehrt Kampftechniken ohne Körperkontakt, stärkt Selbstkontrolle, Konzentration und Selbstwertgefühl
- **Mountainbiking:** Prima Ausdauertraining für Naturfreunde, gute Fahrradqualität wichtig!
- **Reiten:** Schöner Sport mit viel Entspannung; wichtig: eine gute Beziehung zu Pferden sowie konsequenter Reitunterricht
- **Schwimmen:** Toller Ausdauersport für Wasserratten, trainiert besonders die Oberkörpermuskulatur
- **Segeln:** Bei leichteren Windstärken (3 bis 4 Beaufort) ideal zum Relaxen; für sportliches Segeln, vor allem am Meer, unbedingt Segelschein machen!
- **Skifahren/Snowboarden:** Hoher Spaßfaktor, idealer Sport zur Stärkung von Körper und Seele. Plus: Extraportionen Sauerstoff durch die saubere Bergluft
- **Squash:** Sehr dynamischer Teamsport mit hohem Ausdauertraining; Schnelligkeit, gute Koordination und gesunde Gelenke sind wichtig!

- **Stretching (Dehnen):** Ideal fürs Warm-up vor dem Training, aber auch zum Dehnen und Entspannen verhärteter und verspannter Muskelpartien
- **Surfen:** Gibt Schwung, stärkt die Oberkörpermuskeln, macht gute Laune; vor allem das »Gleiten« ist für Windsurfer ein echter Endorphin-Kick
- **Tai Chi:** Das chinesische »Schattenboxen« vitalisiert den Körper, stärkt die Psyche und soll laut der asiatischen Lehre Gelassenheit und Ruhe in den Organismus einfließen lassen
- **Taekwondo:** Kampfsport aus Korea, stärkt vor allem Selbstbewusstsein und Konzentration; fördert auch Koordination und Elastizität
- **Tanzen:** Verbessert Körpergefühl und Körperausdruck; hoher Spaß- und Entspannungsfaktor
- **Tennis:** Gutes Training für den gesamten Körper; Koordination und schnelle Reaktionen sind wichtig
- **Tiefenentspannung:** Relax-Übungen mit meditativem Effekt; sogen bei regelmäßiger Anwendung für extreme Ruhe und Gelassenheit
- **Volleyball:** Super Team-Sport in der Halle oder am Strand; trainiert den gesamten Körper, fordert gute Kooperation
- **Walking**: Joggen light mit ähnlichem Trainingseffekt; besonders geeignet als Einstieg ins Lauftraining; Varianten sind Nordic Walking (Gehen mit Stöcken) und Trail Running (Querfeldeingehen, S. 92 f.)
- **Yoga:** Hoher Entspannungseffekt; außerdem gut für Körperelastizität und mentale Konzentration

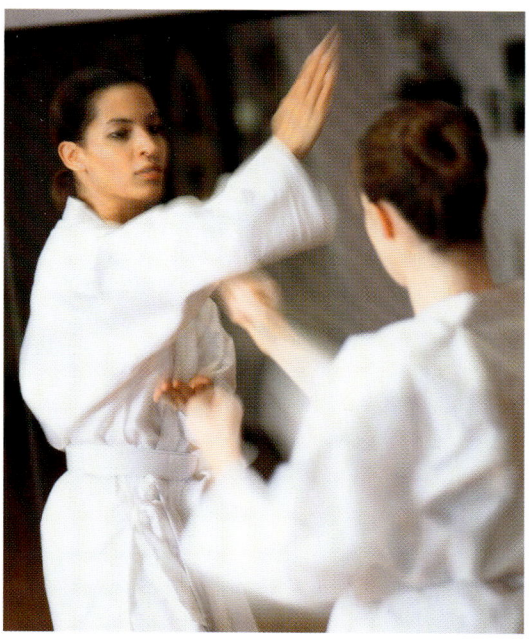

Asiatische Kampfsportarten wie Taekwondo oder Judo trainieren Körper und Geist gleichermaßen.

90_Werden Sie aktiv!

Die besten Tipps für Bewegungsmuffel

»Ich würde ja gerne Sport machen, aber ...« Hand aufs Herz: Wie oft haben Sie mit dem Wörtchen »aber« alle guten Vorsätze wieder zunichte gemacht? Na ja, wenigstens sind Sie nicht allein damit. Hier die klassischen Ausreden und wie Sie sich neu motivieren können:

»Ich renne doch sowieso schon den ganzen Tag herum.«
Klar, ein schneller, hektischer Lebensstil kann Sie auf gewisse Weise fit halten. Aber »die Treppe statt des Aufzugs zu benutzen« gilt nicht als Entschuldigung dafür, dass man keinen Sport treibt. Diese Form der Bewegung reicht nämlich längst nicht aus, um wirklich körperliche Veränderungen herbeizuführen.
Ihre Motivation: Suchen Sie sich eine Sportart, die Ihren Alltag ergänzt oder ausgleicht, z. B. Schwimmen, Volleyball, Squash, Gymnastik

»Ich kann mich nicht aufraffen.«
Das ist eines der häufigsten Probleme: Man bringt einfach nicht die Energie auf und ist sogar zu bequem, den Jogging-Anzug überzustreifen.
Ihre Motivation: Halten Sie sich vor Augen, dass Sport Ihnen Energie gibt und nicht nimmt. Nach dem Training fühlen sich aktiver, vitaler und sind viel besser drauf.

»Ich sehe keine Ergebnisse.«
Wer glaubt, nach zweimal Joggen schon die Traumfigur zu haben, wird schnell frustriert sein. Sie brauchen schon etwas Ausdauer, um die positiven Wirkungen des Trainings auch äußerlich wahrzunehmen.
Ihre Motivation: Trainieren Sie regelmäßig und machen Sie jeden Monat ein Foto von sich. Dann werden Sie sehen, wie die Pölsterchen nach und nach schwinden und Ihre Figur immer schöner wird.

»Ich halte das Trainingsprogramm bestimmt nicht durch.«
Gefährlich: gleich mit zu großen Zielen und zu hohen Erwartungen ins
Trainingsprogramm einsteigen, denn dann ist die Angst vor dem Ver-
sagen gleich mit programmiert.
Ihre Motivation: Stellen Sie sich selbst einen Trainingsplan auf: Fangen Sie mit leichten Übungen an, stecken Sie Ihre Ziele anfangs nicht
zu hoch und steigern Sie sich langsam. Beispiel: Erst zehn Minuten
täglich laufen, dann 15, dann 20 usw.

»Sport ist langweilig.«
Typisch für viele Fitness-Einsteiger: Anfangs ist noch alles neu und
spannend, Sie sind begeistert dabei. Doch dann kommt die Gewöh-
nungsphase, das Programm wird langweilig und eintönig.
Ihre Motivation: Machen Sie sich klar, dass dies nur eine Übergangs-
erscheinung ist, und halten Sie durch! Wenn Sie die Gewöhnungs-
phase hinter sich haben, kommt das dritte Stadium: Jetzt können Sie
das Training richtig genießen, die positiven Wirkung voll ausschöpfen.

»Ich habe zu wenig Zeit.«
Bei viel beschäftigten Power-Typen eine beliebte Ausrede: zu viel
Arbeit, zu viele Termine, der Tag hat nur 24 Stunden…
Ihre Motivation: Sport schenkt Ihnen Zeit! Sie tanken Energie, sind
ausgeglichener, leistungsfähiger und können Ihre Arbeit schneller und
konzentrierter erledigen.

Laufen Sie sich fit!

Die besten Garanten für jugendliche Ausstrahlung, Gesundheit und
Vitalität: Ihre eigenen Beine! Also, auf die Plätze, fertig, los! Dabei
lautet die Devise: Ultra-Light-Laufen. Und das bedeutet: lächelnd,
locker, ohne Anstrengung. Dann nämlich befindet sich Ihr Organismus

*Wenn Sie mit einer
Pulsuhr trainieren, kön-
nen Sie Ihren Körper vor
Überlastung schützen.*

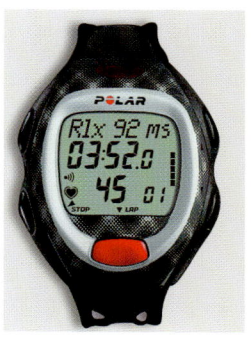

im »aeroben« Bereich: Er tankt zehnmal mehr Sauerstoff als in Ruhephasen. Das lebenswichtige Molekül fließt in alle Zellen, versorgt Haut, Herz, Muskeln und Gehirn mit neuer Energie.

Laufen ist die beste Bewegungsform für den Körper, da dabei die meisten Muskeln beansprucht werden, nämlich 70 Prozent. Natürlich können Sie sich aber auch aufs Mountainbike schwingen, schwimmen, skaten oder Ski fahren (siehe Liste S. 88 f.). Hauptsache, es macht Ihnen Spaß und Sie bewegen sich regelmäßig. Stubenhocken ist also ab jetzt passé.

Falls Sie immer wieder von Ihrem »inneren Schweinehund« abgehalten werden sollten, trainieren Sie sich einfach einen Laufreflex an. Das funktioniert so: Sie laufen vier Wochen lang jeden Tag – und wenn's nur drei Minuten sind. Nach dieser Zeit kann der Körper dann gar nicht mehr anders: Sie laufen automatisch, weil das Laufen zum Reflex geworden ist und genauso zu Ihrem Leben gehört wie Schlafen.

Trail Running: der ideale Laufsport für Naturliebhaber
Immer mehr Hobbyläufer entdecken für sich eine besonders naturnahe Form des Trainings: Trail Running. Die aus Amerika stammende Trendsportart heißt auf deutsch »Pfadlauf« und führt ihre Fans querfeldein durchs Grüne.

Trail Running ist eigentlich so alt wie das Laufen selbst. Man verlässt die vorgegebenen Trassen und begibt sich bewusst in unwegsames Gelände – streift durch das hohe Gras einer Wiese, schlägt sich durch das Unterholz im Wald, steigt einen schmalen Bergpfad voller Gesteinsbrocken hinauf, watet durch den Morast eines Sumpfgeländes oder hangelt sich den schmalen Grat entlang eines Wasserfalls hinab. Manchmal weiß man gar nicht genau, wo der Weg einen hinführt, nur der Kompass zeigt die Richtung. Und genau darin liegt der Reiz: Statt monoton auf Asphaltstraßen zu joggen oder brav auf befestigten Wald- und Wiesenwegen zu marschieren, sucht man sich seine persönliche Route, lässt sich von seiner Neugierde und Abenteuerlust leiten. Und entdeckt dabei vielleicht wieder Lebens- und Gefühlswelten, die lange Zeit verschüttet waren: die Vielfalt und Schönheit der Natur, die Ruhe, die Gelassenheit, die Besinnung. Aber nicht nur Seele und Geist profitieren vom Lauf durchs freie Gelände, auch der Körper wird super trainiert.

Ein großer Vorteil des Trail Running

Wie das Jogging, das normale Walking und das Nordic Walking kann auch jeder das Trail Running durchführen. Es gibt keine Einschränkungen, keine Zwänge, keine Auflagen. Selbstverständlich sollten Sie verantwortungsvoll mit der Natur umgehen – Schilder beachten, keinen Abfall in die Gegend werfen – und den Lebensraum von Pflanzen und Tieren respektieren. Ansonsten zählt aber nur die eigene Kondition und der Spaß, den Sie an der Bewegung haben. Ihrer persönlichen Entfaltung sind keine Grenzen gesetzt.

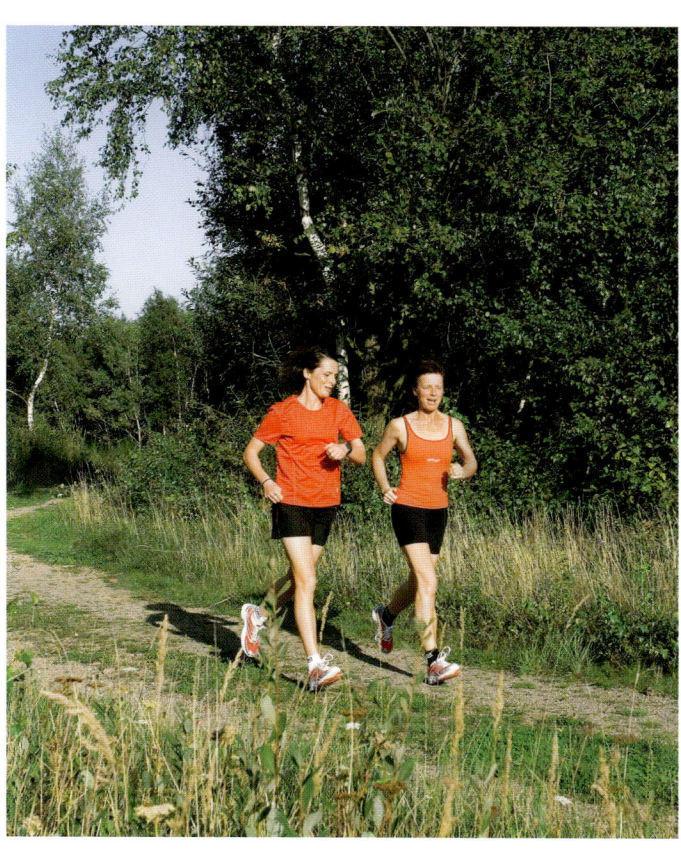

Trail Running bringt Abwechslung in Ihr Lauftraining und jede Menge Spaß.

Die Autorin

Dr. Christine Schmidt ist Ärztin und arbeitet als Journalistin für Printmedien und TV. Sie hat bereits zahlreiche Ratgeber veröffentlicht, ist als Moderatorin von Gesundheitsseminaren und Wissenschaftstagungen tätig und tritt als Expertin für Gesundheits- und Familienfragen regelmäßig im Fernsehen auf.

Bibliographische Information der Deutschen Bibliothek

Die Deutsche Bibliothek verzeichnet diese Publikation in der Deutschen Nationalbibliographie; detaillierte bibliographische Daten sind im Internet über http://dnb.ddb.de abrufbar.

BLV Buchverlag GmbH & Co. KG
80797 München

© 2008 BLV Buchverlag GmbH & Co. KG, München

Bildnachweis:
Alle Fotos Getty Images außer:
A1PIX: S. 69
Besendorfer, Eva: S. 40
Bross-Burkhardt, Brunhilde: S. 56
Hart, Sammy: S. 17, 35
IFA Bilderteam: S. 77, 81
Mauritius: S. 9, 18, 20, 28, 34,
Michels, Nadine: S. 93
Panthermedia: S. 5, 30, 32, 38, 43, 51, 53, 55, 59, 65, 67, 71, 73
Polar Electro GmbH Deutschland: S. 91
Reinhard Tierfoto: S. 68
Reusse, Michael: S. 75, 87
Seer, Ulli: S. 2, 84

Umschlaggestaltung:
   fuchs_design, Sabine Fuchs, Regina Kremer
Umschlagfotos:
   Vorderseite: Strandperle/Fancy by Veer
   Rückseite: Mauritius

Lektorat: Maritta Kremmler, Dr. Christiane Lentz
Herstellung: Angelika Tröger
Layoutkonzept Innenteil:
   fuchs_design, Sabine Fuchs, Ottobrunn
Layout und Satz: Uhl + Massopust, Aalen

Gedruckt auf chlorfrei gebleichtem Papier

Printed in Germany
ISBN 978-3-8354-0311-6

Hinweis
Das vorliegende Buch wurde sorgfältig erarbeitet. Dennoch erfolgen alle Angaben ohne Gewähr. Weder Autorin noch Verlag können für eventuelle Nachteile oder Schäden, die aus den im Buch vorgestellten Informationen resultieren, eine Haftung übernehmen.

Eine kleine Auswahl aus unserem großen Programm

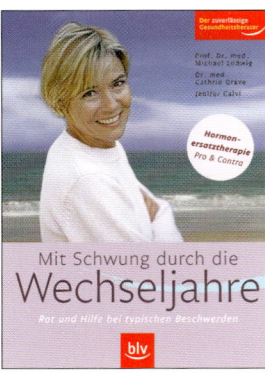

Prof. Dr. med. Michael Ludwig/
Dr. med. Cathrin Grave/Jenifer Calvi
**Mit Schwung
durch die Wechseljahre**
Umfassend und undogmatisch: das
Know-how für Frauen vor und in den
Wechseljahren; Rat und Hilfe bei
typischen Beschwerden; Ernährung,
Sport, Schönheitspflege; mit dem
neuesten Erkenntnisstand zur
Hormonersatztherapie.
ISBN 978-3-8354-0252-2

Xiaoheng He
Akupressur für Einsteiger
Effektiv und ohne Nebenwirkungen:
Alltagsbeschwerden von A – Z mit
sanftem Fingerdruck selbst behan-
deln; Extra: 4 Kurzprogramme für
Anti-Aging, Immunstärke, Raucher-
entwöhnung und innere Harmonie.
ISBN 978-3-8354-0251-5

Valeria Füchtner
Partnermassage ganz einfach
Grundlegende Grifftechniken: Tuina,
Akupressur, Shiatsu, Reflexzonenmas-
sage, klassische schwedische Massa-
ge; Ganzkörpermassagen; heilende
Massagen bei speziellen Beschwerden
– von Asthma bis Schlafstörungen;
Wohlfühl-Massagen für Schönheit und
Entspannung.
ISBN 978-3-8354-0229-4

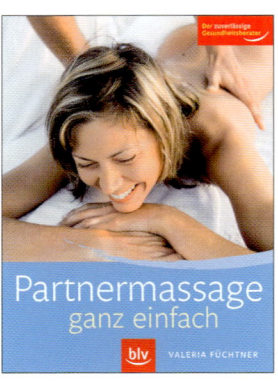

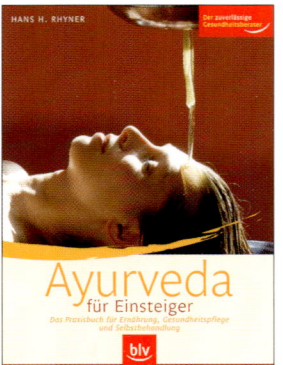

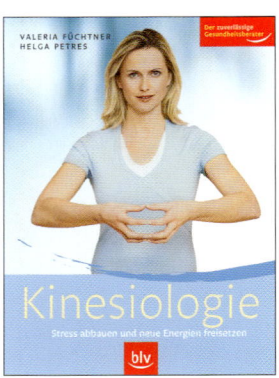

Valeria Füchtner/Helga Petres
Kinesiologie
Die ideale Kombination aus Grundla-
gen der Traditionellen Chinesischen
Medizin mit Ergebnissen neuester
Stress- und Gehirnforschung: einfa-
che Übungen zur sanften Selbstbe-
handlung, die den Energiefluss im
Körper angeregen, Blockaden lösen
und Selbstheilungskräfte aktivieren.
ISBN 978-3-8354-0250-8

Hans H. Rhyner
Ayurveda für Einsteiger
Die Basics der ältesten überlieferten
Heilkunst: einfache Behandlungen,
auch für Einsteiger leicht selbst
anwendbar; Ernährung, Gesund-
heitspflege und Selbstbehandlung
häufiger Beschwerden.
ISBN 978-3-8354-0249-2

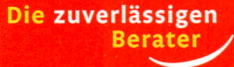